運動と医学の出版社の臨床家シリーズ

# 寝たきりをつくらない
# 介護予防運動
## 〜〜理論と実際〜〜

整形外科医 宮田重樹

運動と医学の出版社

# はじめに

　整形外科医として病院勤務していた時代には、骨折、人工関節などの治療を中心に取り組んできた。患者の経過を診る中で、術後リハビリも重要だと気づき、整形外科的な治療とリハビリはセットで考える必要があると感じていたのであった。ただし私が整形外科医になった頃は理学療法士は希少で、奈良医大では術後のリハビリは研修医がすることは当たり前だったこともあり、自分で術後リハビリを指導してきた。

　1999年富田林市で整形外科診療所を開業すると、医師としての治療の環境は変わり、ブロック注射、投薬、物理療法を中心とした治療が多くなった。しかし、患者さんから注射、投薬以外の治療方法を求められることが多く、理学療法、運動療法を行うようになった。

　そんな中、2003年に市主催の介護保険研修会に参加する機会があった。その研修会にカジュアルリハを提唱されていた箕面市立病院リハビリテーション医の先生が来られ、一人で歩くことがままならなくなった高齢者を入院させてリハビリ（筋力訓練、ストレッチ、バイク等）を行って一人で歩けるようにして、退院後は地域の開業医や運動施設と連携しているという話を聴かせて頂いた。当時の私は、高齢者は年と共に足腰が弱り歩けなくなることは当然のことで仕方ないことだと考えていたので大変驚いた。このお話しを聞いたことは、私が介護予防運動に取り組む大きなきっかけとなった。そして、当院には多くの高齢者が通っておられたので、試行錯誤で介護予防運動を始めた。

　高齢者の介護予防運動に取り組んでいくといくつかの疑問を感じるようになった。例えば、高齢になると体が固くなるが体の固い子供とどう違うのか、徒手筋力テストで筋力低下がないのに足が上がらずよく躓く高齢者がいることなど。日々疑問を持って患者さんを診て、患者さんの問題点をなんとかしたいと思っていると気付くことが多くあった。そして効果の乏しい運動は改良するか排除し、効果の高い運動はさらに効果的になるよう改良を重ね、それを積み重ねてより良い介護予防運動を求めていった。そして利用者の状況に応じた効果的な運動が分かっていった。

　2007年介護予防運動だけに特化した施設をつくりたいと思い、デイサービスを始めた。このことで当院で行って練り上げた運動を多くの高齢者に実践できるようなった。筋力強化だけでなく、体幹の可動域制限に対する柔軟体操に重点を置くようにしていると、運動効果が上がり、動きやすくなったと言ってもらえることが増えた。

筋力は、筋量が増える以前に当日でもアップする。それは筋出力が上がるからで、日頃使っていない筋肉は能力を発揮できなくなっている。故に運動した後に動きやすくなっているので実感して頂けることも多い。

　当時、痛みがある場合、無理しない方がいいと信じていたので、痛みを訴える利用者には、「無理しないように」と言っていた。ある日、「腰が痛いのでやめとくわ」と言っていた男性が、「せっかく来たからできることだけするわ」と運動をされた。終了後に「先生、痛み楽になったわ」と喜んで帰られた。後に、こわばった関節の動かし始めには痛むが動かしてこわばりがとれると痛みもとれることに気付いた。

　介護の現場では、高齢者が「痛い」、「しんどい」、「できない」と言われれば、運動をさせないようになる。介護の方々対象の介護予防運動研修会では、よく「医療機関ではないので痛い人に運動はできない。」と言われる。その時、「早寝早起きすると健康になる、腹八分目にすると健康になる、バランスのとれた食事をすると健康に良い、こんな食材が健康に良い、などを教えてあげるのは医療行為ではないように、適度な運動を教えて元気になってもらうことは医療行為ではないので介護の現場で是非行って欲しい」と助言するようにしている。

　これからの日本において高齢者がいつまでも元気に自立した生活を過ごせることを本人も家族も自治体も国も望んでいる。しかし、これほどの超高齢社会は未知の世界で、どうすれば弱ってきた高齢者を元気にできるのか試行錯誤の状態である。

　介護予防運動に携わっている方々と話していると、介護予防運動をしても医療で改善が見込めない方々だから大きな期待は持てないと思っておられると感じる。高齢者介護予防運動において、こわばって動きにくくなった体を動きやすくし、筋出力を上げ、バランス力を改善させることがポイントで効果が上がる。体操をすることで痛みが軽減し、体力がついて疲れにくくなり、できなかったことができるようになる。

　本書を読んで、当院で培ってきた介護予防のメソッドを多くの療法士が行うことによって、成功体験を積み上げて虚弱高齢者を元気に自立できるようにしていって頂けることの一助になれば幸いです。

　最後に、適切な校正で素晴らしい本に仕上げて頂いた園部先生に深謝致します。

2017.12

**宮田　重樹**

# 目　次
## 寝たきりをつくらない介護予防運動～ 理論と実際 ～

## はじめに

## 1章 介護予防運動の背景
1．超高齢社会に突入した日本　･･････････････････････････････ 2
2．要介護高齢者を守る介護保険　････････････････････････････ 4
　　1）自立支援と利用者本位　････････････････････････････････ 4
　　2）介護保険の利用　･･････････････････････････････････････ 4
3．地域包括ケアシステム　･･････････････････････････････････ 6
4．総合事業の展開　････････････････････････････････････････ 9

## 2章 介護予防運動の基礎知識
1．要支援・要介護になった原因　････････････････････････････ 12
2．ロコモティブシンドローム（運動器症候群）　･･････････････ 13
　　1）ロコモ　･･････････････････････････････････････････････ 13
　　2）ロコチェック　････････････････････････････････････････ 14
3．運動器不安定症　････････････････････････････････････････ 15
　　1）診断基準　････････････････････････････････････････････ 15
　　2）機能評価基準　････････････････････････････････････････ 16
4．ロコモの3大要因　･･････････････････････････････････････ 17
　　1）筋力の低下　･･････････････････････････････････････････ 17
　　2）バランス能力の低下　･･････････････････････････････････ 17
　　3）運動器疾患　･･････････････････････････････････････････ 17
5．ロコトレの効果　････････････････････････････････････････ 18

## 3章 運動能力測定方法・評価方法
1．ロコモ度テスト　････････････････････････････････････････ 20
　　1）立ち上がりテスト　････････････････････････････････････ 20
　　2）2ステップテスト　････････････････････････････････････ 20
　　3）ロコモ25 身体状態・生活状況判定方法　････････････････ 23
2．ロコモ25による重症度区分　････････････････････････････ 25
　　1）重症度区分　･･････････････････････････････････････････ 25
　　2）困難さの出現率　･･････････････････････････････････････ 26
3．ロコモ度テスト以外の運動機能評価方法　･･････････････････ 27
　　1）片脚立ちテスト　･･････････････････････････････････････ 27
　　2）timed up & go test（立って歩けテスト）　･･････････････ 28
　　3）歩行速度（5m歩行速度測定）　･･････････････････････････ 28

## 4章 介護予防運動で効果を出すには

1. 確認しておきたい基礎知識 ・・・・・・・・・・・・・・・・ 30
   1) 相反抑制 ・・・・・・・・・・・・・・・・・・・・・・・ 30
   2) 関節の感覚受容器と関節運動 ・・・・・・・・・・・・・・ 30
   3) 筋力訓練（自動介助運動、自動運動、抵抗運動） ・・・・・ 33
   4) 足、足趾の変形 ・・・・・・・・・・・・・・・・・・・・ 34
2. 高齢者の体の特徴 ・・・・・・・・・・・・・・・・・・・・ 35
   1) 高齢者の体の特徴：可動域 ・・・・・・・・・・・・・・・ 35
   2) 高齢者の体の特徴：筋力 ・・・・・・・・・・・・・・・・ 36
   3) 高齢者の体の特徴：持久力 ・・・・・・・・・・・・・・・ 37
   4) 高齢者の体の特徴：バランス能力 ・・・・・・・・・・・・ 37
   5) 高齢者の体の特徴：体形・姿勢 ・・・・・・・・・・・・・ 38
   6) 高齢者の体の特徴：俊敏性 ・・・・・・・・・・・・・・・ 38
3. 介護予防の目的 ・・・・・・・・・・・・・・・・・・・・・ 39

## 5章 健康寿命を延伸する介護予防運動の実際

1. 柔軟体操（臥位）：体幹の関節可動域改善 ・・・・・・・・・ 43
2. 柔軟体操（座位および立位） ・・・・・・・・・・・・・・・ 58
3. 筋力トレーニング（体幹を鍛える） ・・・・・・・・・・・・ 69
4. 筋力トレーニング（下肢を鍛える） ・・・・・・・・・・・・ 80
5. バランス訓練 ・・・・・・・・・・・・・・・・・・・・・・ 86
6. 筋持久力トレーニング ・・・・・・・・・・・・・・・・・・ 90
7. 日常生活動作訓練 ・・・・・・・・・・・・・・・・・・・・ 95
8. 病院や施設、自宅でできるプラン例 ・・・・・・・・・・・・ 100

## 6章 腰痛改善運動療法

1. 体幹の変形を伴うタイプの腰痛改善運動療法 ・・・・・・・・ 114
   1) 腰に負担の少ない動作 ・・・・・・・・・・・・・・・・・ 114
   2) 背骨・骨盤の動きを良くする動作 ・・・・・・・・・・・・ 115
   3) 体幹の筋力トレーニング ・・・・・・・・・・・・・・・・ 119
   4) 姿勢矯正 ・・・・・・・・・・・・・・・・・・・・・・・ 120
2. 非特異的腰痛の腰痛改善運動療法 ・・・・・・・・・・・・・ 122
   1) 痛みの部位から予測される腰痛 ・・・・・・・・・・・・・ 123
   2) 認知行動療法の応用 ・・・・・・・・・・・・・・・・・・ 124
   3) 非特異的腰痛で腰痛に困っている患者の例 ・・・・・・・・ 124

# 7章 膝痛改善運動療法

1. 下肢の運動 ･････････････････････････････････････128
   1) 下肢を鍛える運動 ･･････････････････････････128
   2) 下肢の柔軟体操 ･･･････････････････････････130
   3) O脚体操 ･････････････････････････････････132
   4) 下肢（膝）の機能を高める運動 ･････････････････133
2. 体幹の運動 ･････････････････････････････････････136
   1) 背中を伸ばす体操 ･･････････････････････････136
   2) 体幹を鍛える運動：体幹が不安定では下肢はしっかりできない ･･137
3. 膝痛に困っている患者のプログラム ･･･････････････････138

# 8章 肩こり改善運動療法

肩こり改善運動療法 ･･･････････････････････････････142

# 9章 整膚

1. 整膚とは ･････････････････････････････････････148
2. 整膚の効果 ･･･････････････････････････････････148
3. 整膚の施行方法 ･･･････････････････････････････149

# 10章 介護予防運動を行うに際しての留意点

1. 要支援・要支援前の段階（状態）のリハビリを効果的にするコツ ････152
   1) 運動することに対する不安をとる ･････････････････152
   2) 運動の必要性、有効性を知ってもらう ･･････････････152
   3) 自信を取り戻させる ････････････････････････153
   4) 継続する ･････････････････････････････････153
2. 安全対策および事故防止 ･･･････････････････････････153
   1) 運動前のチェックによる危険な人の選別 ･･･････････153
   2) 当日の体調チェックによる危険な人の選別 ････････155
   3) 運動中の注意点 ･･････････････････････････153
   4) 事故発生時の対処法（転倒を含む） ･･････････････156
3. 運動強度の決め方 ･････････････････････････････157
   1) 自覚的運動強度（簡易版） ･･･････････････････157
   2) 心拍数 ･･････････････････････････････････157
4. 認知症の問題 ･････････････････････････････････159
   認知症予防運動 ･･･････････････････････････････159
5. 高齢者にありがちな「4つの不安」 ･･････････････････159

# 最後に ･･･････････････････････････････････････････161

# 1章 介護予防運動の背景

# 1章　介護予防運動の背景

## 1．超高齢社会に突入した日本

　現在、日本は人類史上経験したことのない超高齢社会に突入している。1930年の平均寿命は、男性44.8歳、女性46.5歳であり、50歳にも到達していなかったが、2015年には男性が80.8歳、女性が87.0歳となり大幅に延びている。

　総人口に対して65歳以上の高齢者人口が占める割合を高齢化率という。世界保健機構（WHO）や国連によると、高齢化率7％以上を高齢化社会、高齢化率14％以上を高齢社会、高齢化率21％以上を超高齢社会と定義されている。

　これを踏まえると、1970年に「高齢化社会」、1994年に「高齢社会」、2007年に超高齢社会に入っている。

　現在、2016年の高齢化率は27.3％（75歳以上13.4％）に達しており、21％をはるかに超えている（図1-1）。そして、2025年（団塊の世代が75歳を超える年）の高齢化率は30.3％、75歳以上が18.2％と推計されている。

　日本の人口は2005年から減少に転じており、これから各年代の人口が減少する中、75歳以上だけが増える時代となった。今しばらく**高齢化率上昇は止まることはなく、2060年には39.9％、75歳以上が26.9％に達すると推計されている。**現在の高齢者は昔と比べると元気で見た目も若々しい人が増えている。

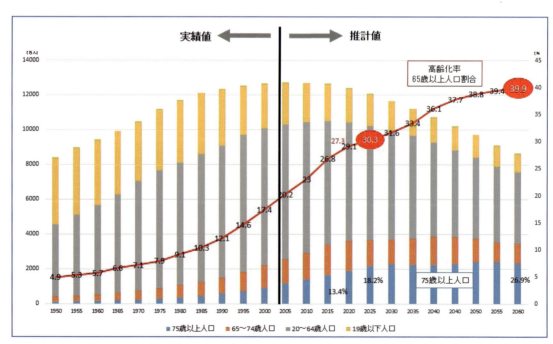

（出典）2015年までは総務省「国勢調査」（年齢不詳人口を除く）
2020年以降は国立社会保障・人口問題研究所「日本の将来推計人口（平成24年1月推計）」（出生中位・死亡中位推計）

図1-1　高齢化の推移と将来推移

しかし、それでも75歳を超えると明らかに老いを感じさせ活動量も低下し、85歳以上になるとその傾向はさらに顕著となる。

**1973年の国民医療費は3兆9,496億円、1999年は30兆7,019億円であった。それが2013年の国民医療費は40兆610億円で、そのうち65歳以上の医療費は23兆1,112億円で全体の57.7%を占めている。**介護保険料も介護費増加に伴い上がっている。介護保険が始まった2000年には2,911円であったが、2015年には5,514円にまで上がっている。このように、高齢化率が上昇するとともに医療費や介護費は上昇していく。

厚生労働省の推計によると、**2025年の医療費は52.3兆円、介護費19-23兆円と予測されている。**国は、診療報酬および介護報酬を引き下げることによって社会保障給付費抑制を図っている。しかし高齢者が増加し続けている現在においては、政府が期待する結果は得られていない。また国は、内科医の提言を基に、メタボ対策で生活習慣病医療費抑制対策を、がん検診でがん医療費抑制対策を行ってきたが、期待した抑制効果は得られていない。

こうした背景から、**日本は寿命を長くすることを目的とした健康対策から、日常的に介護を必要とせず、日常生活に支障なく自立した生活ができる期間（健康寿命）を長くすることを目標とする時代になった。**

介護の問題は、社会保障費だけではない。2011年の調査では、介護しながら働いている人は290万人にも上り、年間10万人が介護離職している。また、介護離職後の生活苦から親子共倒れのケースも増えている。介護離職する年代は50-60代が多く、会社の中では要職についている社員や技術・経験を積んだ社員であり、やめることは社会にとっても大きな損失である。

このような現状から、介護が必要な状況をできる限り予防し、健康寿命を延ばすことがいかに重要であるかが分かる。

**この健康寿命を延伸させる最も効果的な手段が介護予防運動である。これからの時代において療法士の果たす役割は大変重要であり、その期待に応えるべき実績を出さなければならない。**

## 2. 要介護高齢者を守る介護保険

　1990年代、高齢者が増えて老老介護、介護者の疲弊、要介護者虐待など、介護が社会問題となった。その状況を打開する目的で、高齢者の介護を社会全体で支え合う仕組みとして、2000年に介護保険制度が創設された。

　介護保険は、自立支援と利用者本位の2つを理念としている。

### 1) 自立支援と利用者本位

●自立支援

　単に、介護を要する高齢者の身の回りの世話をするということを超えて、高齢者の自立を支援することである。高齢者の障害や疾病というマイナス面に着目するのではなく、残存能力の活用を支援し、自立した生活が送れるようにしていく。

●利用者本位

　利用者の選択により、多様な主体から保健医療サービス、福祉サービスを総合的に受けられることである。

　しかし当初、自立支援に適うサービスはデイケアしかなく数が少なかった。このために、生活援助を中心とした利用者の希望するサービスが主流となった。

　2006年に介護予防が導入されたが、当時は有効的な介護予防の下地がなく、名ばかりの機能訓練がなされることが多く、目的が達成できなかった。

### 2) 介護保険の利用

　介護保険を利用する場合、まず、介護が必要な状態かどうか市区町村の認定を受ける必要がある。要介護度により、利用できるサービスの総額やサービスの種類が異なる。調査員が自宅や病院に来て、質問項目に従い心身の状態を調べ、本人・家族への聞き取りや様子の観察によって判断する。

　その結果を「介護にかかる手間」として数値化し、1次判定の「要介護等認定基準時間」を算出する。また、家族から介護にかかる手間や時間を具体的に聞き取り、「特記事項」として加える。その内容と「主治医意見書」により、介護認定審査会にて2次判定が行われ7段階に分けられる（表1-1）。

### 表1-1　1次判定における要介護区分と要介護等認定基準時間

| 介護認定 | 要介護等認定基準時間 | 身体状態のめやす |
|---|---|---|
| 要支援1 | 25分以上32分未満 | 食事や排泄などはほとんどひとりでできるが、立ち上がりなど日常生活の一部に手助けが必要で、その軽減や悪化予防のために支援を要する状態。 |
| 要支援2 | 32分以上50分未満 | 要支援1の状態から、日常生活動作を行う能力がわずかに低下し、なんらかの支援や部分的な介護が必要となる状態 |
| 要介護1 | | 要支援2の状態から、日常生活動作を行う能力が一部低下し、日常生活を送るには何らかの介助が必要な状態 |
| 要介護2 | 50分以上70分未満 | 食事や排泄になんらかの介助が必要であり、立ち上がりや歩行などにも支えが必要。認知力や記憶力に衰えがみられることも。 |
| 要介護3 | 70分以上90分未満 | 食事や排泄に一部介助が必要。立ち上がりなどが1人でできない。入浴や衣服着脱などの全面的な介助が必要。いくつかの問題行動や認知力・理解力の低下がみられることも。 |
| 要介護4 | 90分以上110分未満 | 食事にときどき介助が必要で、排泄、入浴、衣服着脱に全面的介助が必要。介護なしで日常生活を送ることは困難。多くの問題行動や全般的な理解力の低下がみられることも。 |
| 要介護5 | 110分以上 | 食事や排泄などが1人でできないなど、介護なしで日常生活を送ることがほぼ不可能な状態。多くの問題行動や理解力の低下がみられることも。 |

## 3. 地域包括ケアシステム

　国は超高齢社会に突入しさらに高齢化率上昇が続く日本を見据えて、地域における医療と介護の在り方を根本的に見直し、新しく進むべき道標として"地域包括ケアシステム"の構築を推進している（図1-2）。

### ① 地域包括ケアシステムとは

　地域包括ケアシステムとは、介護が必要となっても住み慣れた地域で、その人らしい自立した生活ができるよう医療、介護予防、生活支援、住まいを包括的かつ継続的に提供するシステムである。これは、住み慣れた地域で暮らせることが概念の根本であり、超少子高齢社会に不可欠なものと定義されている。
　このシステムは、自治体ごとに地域の特性に応じてプランを構築し、団塊の世代※が75歳以上となる2025年の完成を目指している。

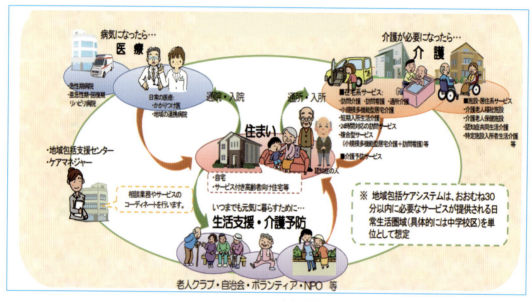

出典：厚生労働省　平成25年3月　地域包括ケア研究会報告書

図1-2　地域包括ケアシステムの姿

※団塊の世代とは、第一次ベビーブームが起きた時期に生まれた世代．第二次世界大戦直後の1947年（昭和22年）〜1949年（昭和24年）に生まれて、文化的な面や思想的な面で共通している戦後世代のことである．
高齢者が自立したまま地域で生活を続けることができるために、生活支援、介護予防が地域包括ケアシステムの主要な柱である．とりわけ、医療と介護の連携、在宅医療の体制づくりが重要で、ネットワークづくりが進められている．

## ② 生活支援と介護予防

### ●生活支援

　生活支援とは、自立した日常生活または社会生活を障害の有無に関わらず人格と個性を尊重し安心して暮らせるように、必要な支援や援助を行うことである。

### ●介護予防

　介護予防とは、「要介護状態になることを、できる限り防ぐ（遅らせる）こと」および「現在すでに要介護状態の場合は、状態がそれ以上悪化しないようにする（改善を図る）こと」の両方を示す。

　生活支援サービス、介護予防事業を効率的に実現することにおいても、地域の特性や利用者の状況に応じ、「地域住民」「民間事業者」「行政・指定管理者」が相互に役割を担っていくことが重要となる。

## ③ 医療と介護の連携、在宅医療の体制づくり

　在宅医療とは、医師、歯科医師、訪問看護師、薬剤師、理学療法士、作業療法士、管理栄養士などの医療従事者が、自宅や高齢者住宅施設などの患者の住まいを訪問して行う医療活動のことである。

　在宅医療をより効果的に実施するためには、これらの医療従事者が互いの専門的な知識を活かしながらチームとなって患者，家族をサポートしていく体制を構築することが重要である。この中で国は、以下のことをねらいとしている。

ポイント
- 介護予防は、高齢者が要介護状態等になることの予防または要介護状態の減弱、もしくは悪化の防止を目的として行うものである。
- 機能回復訓練などの高齢者本人へのアプローチだけでなく、生活環境の調整や、地域の中に生きがい・役割をもって生活できるような居場所と出番づくり等、高齢者本人を取り巻く環境へのアプローチも含めたバランスのとれたアプローチが重要である。
- 高齢者が生活支援サービスの担い手として社会的役割を果たすことによって介護予防につなげる。

**つまり元気な高齢者を増やして地域で活躍してもらい、医療費や介護費を抑制することにある。**

### ④ 地域ケア会議

　地域包括ケアシステムを遂行していくメンバーは、市町村、医師、歯科医師、看護師、薬剤師、ケアマネージャー、介護職員、療法士のほかに、地域で働く人々、地域貢献している人々など様々である。これまで、医療、介護、自治体、民間ボランティアなどお互いがバラバラの点になりがちとなり成果が出にくい状況であったので、それらを線で結んだ。

　さらに、面とすることで効率を上げるために「**地域ケア会議**」が制度化され、各市町村で行われている。これにより、地域包括支援センターが中心となり地域の専門職と相談して対応を決め、メンバーが連携し生活支援サービスの充実、介護予防および自立支援の事業が進んでいる。とりわけ、元気な高齢者の活気ある地域にしていくためには、介護予防事業が効果ある事業となることが求められる。

　介護予防することで、地域の高齢者が元気で充実した生活が送れるようできること、介護予防によって、自立できなくなった高齢者をもう一度自立できるようにする。つまり要介護者を要支援者に、要支援者を特定高齢者に、特定高齢者を元気高齢者に改善させて、社会保障費を引き下げることを行政は強く願っている。

**これからは、病院や施設内だけでなく、地域においても療法士の活躍が期待されている。**

# 4. 総合事業の展開

## 介護予防事業・生活支援サービス事業

　介護保険による要支援に対する予防給付が移行期を経て終了し、平成29年度から市町村による総合事業（介護予防・生活支援サービス事業）が全国で展開されている。（表1-2）。

　この事業は、「市町村が中心となって、地域の実情に応じて、住民等の多様な主体が参画し、多様なサービスを充実することで、地域で支え合う体制づくりを推進し、要支援者等に対する効果的かつ効率的な支援等を可能とすることを目指すもの。」である（平成26年度介護保険法改正）。

表1-2　総合事業（介護予防・生活支援サービス等）のロードマップ【第6～8期】（イメージ）

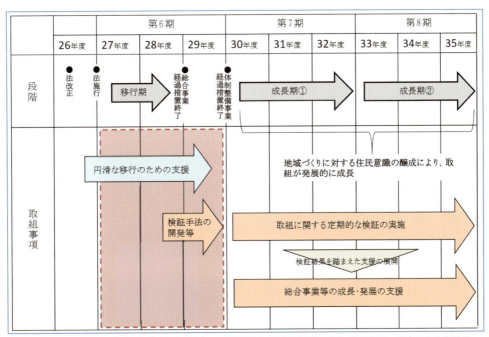

出典：厚生労働省 社会保障審議会　介護保険部会 地域支援事業の推進（参考資料）　平成28年9月30日

# 1章 介護予防運動の背景

●ポイント
・機能回復訓練などの高齢者本人へのアプローチだけではなく、地域づくりなどの高齢者本人を取り巻く環境へのアプローチも含めたバランスのとれたアローチができるように介護予防事業を見直す。
・年齢や心身の状況等によって分け隔てることなく、住民運営の通いの場を充実させ、人と人とのつながりを通じて、参加者や通いの場が継続的に拡大していくような地域づくりを推進する。
・リハ職等を活かした自立支援に資する取り組みを推進し、介護予防を機能強化する。

　事業項目は、65歳以上の要支援1・2と認定された人が利用できる「介護予防・生活支援サービス事業」と、65歳以上のすべての人が利用できる「一般介護予防事業」に分かれるが、ともに介護予防運動に取り組み、要介護状態になる高齢者を減らすことを目的に、今まで以上に介護予防に力を入れて地域住民が元気に暮らせることによって介護費の上昇を食い止めるものである。

**　こうした理由から、療法士も今まで以上に介護予防に真剣に取り組み、成果の出せる介護予防を提案、実行することによって介護予防事業の主要メンバーにならなければならない時代になった。**

# 2章 介護予防運動の基礎知識

# 2章　介護予防運動の基礎知識

## １．要支援・要介護になった原因

　要支援、要介護になった原因を図 2-1 に示す。この図から読み取れるように、要支援・要介護の原因のトップ４は運動器疾患、脳血管疾患、認知症、高齢による衰弱だが、例えば脳卒中や骨折で入院しても、治療を受けリハビリをすれば、退院する時には杖をついて歩いていることが多い。しかし自宅に帰ってからは、心配する家族やケアマネージャーから「こけたらいけない」や「無理したらいけない」などと言われて、じっとしているうちに歩けなくなって、寝たきりになることも少なくない。

　**要介護・要支援は、単に加齢、病気、ケガが原因ではなく、加齢、病気、ケガをきっかけとし、体を使わない生活を続けた結果、体を使えなくなる"足腰の廃用症候群"が共通の原因である。**

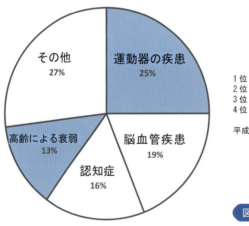

1位　運動器の疾患　　25%
2位　脳血管疾患　　　19%
3位　認知症　　　　　16%
4位　高齢による衰弱　13%

平成 25 年厚生労働省国民生活基礎調査より

図 2-1　要支援・要介護になった原因

■　介護の必要な生活に至る典型的な例として、筆者は次のようなことを感じている。

自分のことは自分でするという気持ちが萎え、人に頼る生活に陥ると再び自立した生活に戻ることは難しくなる。考えを切り替えて今やらないとだめだと行動に移せるかが自立生活か要介護生活かの分かれ目になる。

人というものは楽が好きで、楽を求めがちである。特に歳をとるとその傾向が強まる。
だから、人に何かしてもらおうとしがちになる。人に頼る生活をしていると自立度が低下していく。
でも、そんな人でも寝たきりになることは嫌と言う。

配偶者の介護をしていて腰が痛い、ゆっくりしたいという方に"もし、神様があなたと配偶者を入れ替えて、あなたは寝たままで何もしなくてもいいようにしてあげようと言われたら、喜んで受けますか？"と質問すると、みんな"介護する側の方がいい"と答えます。楽はしたいが、動けなくなることはごめんだとわかっているのです。

いつまでも、何の努力もせず元気でいられると思い込んでいる高齢者が多いが、冷静に考えるとそれが無理で何らか努力して維持することが必要であると気付く。

"元気な体を維持することは、若い時には簡単ですが、歳をとったら日々努力しないといけないのですよ。頑張ってくださいね"と声かけて下さい。

## 2．ロコモティブシンドローム（運動器症候群）
### 1）ロコモ

　ロコモティブシンドローム（ロコモ）とは、運動器の障害のために移動機能の低下をきたした状態、すなわち足腰が弱って、歩行や立ち座りなど日常生活動作に支障が出始めた状態のことである。進行するとそう遠くない将来に、介護・介助が必要になる危険性が高い状態と定義されていて、寝たきり生活の第1歩を踏み出した状態と言える。

　**ロコモを放置して運動器機能がさらに低下すると、要介護状態になる危険性が高まり、家に閉じこもりがちになり、認知症の発症リスクも高くなる。**

　2007年、日本整形外科学会はこのロコモという概念を提唱した。これには「人間は運動器に支えられて生きている。運動器の健康には、医学的評価と対策が重要であるということを日々意識してほしい」というメッセージが込められている。

　2013年より厚生労働省は「二十一世紀における第二次国民健康づくり運動（健康日本21（第二次）」を推進している。この中で、高齢者の健康について、ロコモティブシンドローム（運動器症候群）を認知している国民の割合の増加（2022年までに認知率を80％）（図2-2）、足腰に痛みのある高齢者の割合の減少等を具体的に示している。

　さらに、高齢化に伴う機能の低下を遅らせるためには、高齢者の健康に焦点を当てた取組みを強化する必要があり、介護保険サービス利用者の増加の抑制、認知機能低下及びロコモティブシンドローム（運動器症候群）の予防とともに、良好な栄養状態の維持、身体活動量の増加及び就業等の社会参加の促進を目標としている。国は、健康増進のための運動基準・指針の見直し、企業や民間団体との協働による体制整備等を推進している。

**表2-2**　ロコモティブシンドローム（運動器症候群）を認知している国民の割合

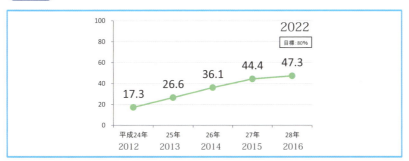

※インターネット調査で「言葉も意味もよく知っていた」、「言葉も知っていたし、意味も大体知っていた」、「言葉は知っていたが、意味はあまり知らなかった」又は「言葉は聞いたことがあるが、意味は知らなかった」と回答した者の割合。　日本整形外科学会によるインターネット調査による．

■　ロコモについて、患者さんに筆者は、次のように伝えている。

"年と共に足腰が弱り、歩くことがままならなくなり、外出できなくなり、最後には寝たきりになります。足腰が弱って歩けなくなる一連の入り口をロコモと言います。ロコモのうちに気付いて対策を講じるとピンピンコロリになれる可能性が高まります。ロコモ予防することが大事です。"と説明しています。

## 2）ロコチェック

ロコモかどうか調べる方法が"ロコチェック"で、7つのチェック項目がある（図2-3）。すべて、首や関節、筋肉などの運動器が衰えているサインで、1つでも当てはまればロコモの心配がある。当然、該当項目が増えるほど、ロコモの程度は進んでいる。

| | | チェック欄 |
|---|---|---|
| 1 | 片脚立ちで靴下がはけない | ☐ |
| 2 | 家の中でつまずいたりすべったりする | ☐ |
| 3 | 階段を上るのに手すりが必要である | ☐ |
| 4 | 家のやや重い仕事が困難である | ☐ |
| 5 | 2kg程度*の買い物をして持ち帰るのが困難である *1リットルの牛乳パック2個程度 | ☐ |
| 6 | 15分くらい続けて歩くことができない | ☐ |
| 7 | 横断歩道を青信号で渡りきれない | ☐ |

日本整形外科学会公認ロコモティブシンドローム予防啓発公式サイトより

**図 2-3** ロコチェック

ロコモの研究活動によって、40代でもロコモに該当する人がいることが分かってきた。当然であるが40-50代でロコモに該当する人は、60代には元気な自立生活を過ごせる可能性が低くなる。**したがって、ロコモ予防は高齢者だけのものでなく、高齢者になる前からロコモ予防を実践して、歳をとっても思うように動ける体を保ち続けられるようにしなければならない。**

予防をせずロコモが進行すると、"身体が動きにくくなる"、"転倒する"、"歩き方が不安定になる"という状態になる。また年と共に、"足腰に痛みを感じる"ようになる。これらが重なると動くことが恐怖になり、こけると大変なことになると考えてしまい、転倒恐怖に陥る。この時に、自信を喪失し気が弱ると、じっとしていて人に頼る生活になってしまい（要介護状態）、この状況が続くと、動かない生活から廃用症候群を引き起こし、最終的に寝たきりになってしまう。

## 3．運動器不安定症

運動器不安定症（Musculoskeletal Ambulation Disability Symptom Complex：MADS）は、高齢者で、歩行・移動能力の低下のために転倒しやすい、あるいは閉じこもりとなり、日常生活での障害を伴う疾患をいう。

高齢化にともない運動機能低下をきたす運動器疾患によって、バランス能力および移動歩行能力の低下が生じ、閉じこもり、転倒リスクが高まった状態で、診断には一定の基準がある。重症化を防ぐために、正しい診断と運動器リハビリテーションなどの介入が大切である。

### 1）診断基準

次の、高齢化にともなって運動機能低下をきたす 11 の運動器疾患または状態の既往がある。または罹患している者で、日常生活自立度ならびに運動機能が以下の機能評価基準に該当する者である（日本整形外科学会、日本運動器リハビリテーション学会、日本臨床整形外科学会 2016,3,1 定義・診断基準修正）。

**高齢化にともない運動機能低下をきたす 11 の運動器疾患または状態**

1. 脊椎圧迫骨折および各種脊柱変形（亀背、高度腰椎後弯・側弯など）
2. 下肢骨折（大腿骨頚部骨折など）
3. 骨粗鬆症
4. 変形性関節症（股関節、膝関節など）
5. 腰部脊柱管狭窄症
6. 脊髄障害（頚部脊髄症、脊髄損傷など）
7. 神経・筋疾患
8. 関節リウマチおよび各種関節炎
9. 下肢切断後
10. 長期臥床後の運動器廃用
11. 高頻度転倒者

## 2）機能評価基準

### ① 日常生活自立度判定（表 2-1）

日常生活自立度判定基準ランクJ生活自立またはランクA準寝たきりに相当する場合（要支援＋要介護1・2）。

表 2-1　障害高齢者の日常生活自立度（寝たきり度）判定基準

| 自立生活 | ランクJ | 何らかの障害等を有するが、日常生活はほぼ自立しており独力で外出する<br>1. 交通機関等を利用して外出する<br>2. 隣近所なら外出する |
|---|---|---|
| 準寝たきり | ランクA | 屋内での生活はおおむね自立しているが、介助なしには外出しない<br>1. 介助により外出し、日中はほとんどベットから離れて生活する<br>2. 外出の頻度が少なく、日中も寝たり起きたりの生活をしている |
| 寝たきり | ランクB | 屋内での生活は何らかの介助を要し、日中もベット上での生活が主体であるが、座位を保つ<br>1. 車いすに移乗し、食事、排泄はベットから離れて行う<br>2. 介助により車いすに移乗する |
| | ランクC | 1日中ベット上で過ごし、排泄、食事、着替において介助を要する<br>1. 自力で寝返りをうつ<br>2. 自力では寝返りもうてない |

※　判定に当たっては、補装具や自助具等の器具を使用した状態であっても差し支えない．

### ② 運動機能検査　aまたはbに該当する（図 2-4）

a： 片脚立ちテスト（開眼片脚起立時）：15秒未満
b： 3 m timed up-and-go(TUG) テスト：11秒以上

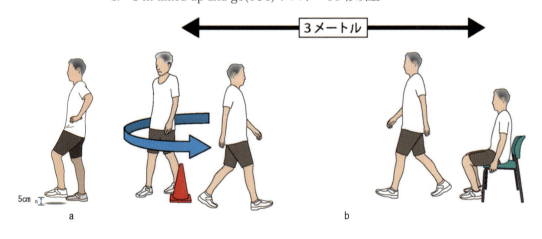

図 2-4　運動機能検査

a： 片脚立ちテスト
　片足を床から5cm程挙げ、立っていられる時間を測定する．15秒未満．
b： 3m Timed up and go テスト
　椅子に座った姿勢から立ち上がり、3m先の目印点で折り返し、再び椅子に座るまでの時間を測定する．11秒以上．

## 4．ロコモの3大要因

ロコモの最も大きな要因として、「筋力の低下」「バランス能力の低下」「運動器疾患」を挙げることができる。

### 1）筋力の低下

① 長期間にわたる運動量の低下による筋萎縮

② 加齢による筋量減少（サルコペニア）

　加齢とともに骨格筋は筋線維数の減少だけでなく、筋線維自体も萎縮する。
　加齢とともに筋肉でのタンパク質合成能が低下し若い時以上に多くのタンパク質を必要とする。

③ タンパク質摂取量の減少

### 2）バランス能力の低下

① 長期間にわたる運動量の低下によるバランス能力の低下

② 神経系統の老化（いわゆる運動神経が鈍る）

### 3）運動器疾患

運動器疾患のために、痛み、動きにくくなる。

① 下肢や背骨の骨折

　痛みのため安静が必要となり、動けない期間がロコモを加速させてしまう。

② 脊椎後弯症

　背中が曲がると、バランスが悪く動作しにくくなる。

③ 骨粗鬆症

　骨がスカスカになって骨折しやすくなる。
　背骨の骨が骨折すると、背中が曲がり脊椎後弯症となる。

④ 腰部脊柱管狭窄症

　歩くと脚が痛くなり、自然と歩くことが減り足腰が弱る。

⑤ 変形性膝関節症

　膝痛のため、自然と歩くことが減り足腰が弱る。

⑥ 脊髄症

　脊髄症のため動きにくくなり、自然と歩くことが減りさらに足腰が弱る。

## 5. ロコトレの効果

ロコトレによる介護予防効果の調査（NPO法人全国ストップザロコモ協議会・厚生労働省委託事業）が行われ次の結果が示された。

> 調査概要；
> 場所；介護予防通所リハ施設
> 対象；要支援1・2の利用者（初回調査時）
> 人数；444名
> 期間；H19.6～H27.3
> 年齢；84.8±6.2歳
> 方法；片脚立ちとスクワットを1日3セット3か月継続して行う。
> 調査結果；
> 5年間経過観察可能者154名を対象とする。
> うち要支援1の102名、要支援2の52名を対象とし、表2-5に示される結果が出た。要支援1の改善・維持の割合は1年後73.5％、3年後75.5％、5年後62.7％と推移した（表2-5a）。要支援2の改善・維持の割合は1年後96.2％、3年後86.5％、5年後73.1％と、こちらも高く推移した（表2-5b）。

**以上のことから、ロコトレは高齢者の運動機能の向上に有用なトレーニングであることがいえる。**

図 2-5　ロコトレによる予防効果（5年間経過観察可能）

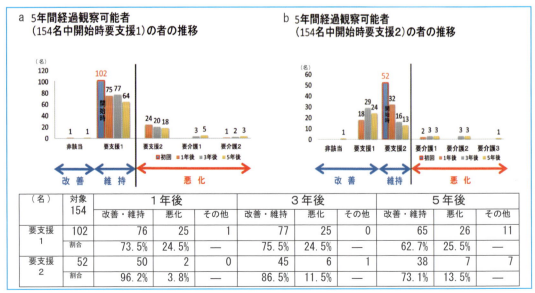

※その他は、死亡、入院、期限切れ等

# 3章 運動能力測定方法・評価方法

# 3章　運動能力測定・評価方法

## 1．ロコモ度テスト

　ロコモ度テストは、ロコモで移動機能の低下がどれほど進んでいるのかの指標に使われるテストである（図 3-1・図 3-2・図 3-3）。ロコモ度テストは、ロコモの度合いの判定に用いられる。
ロコモ度テストには、「立ち上がりテスト」「2 ステップテスト」「ロコモ 25」の 3 つがある。これらのテストについて、一つずつ説明する。

### 1）立ち上がりテスト ( 図 3-1)

　「立ち上がりテスト」は、四肢の脚力のうち、下肢の垂直方向の脚力を評価するもので、移動能力を調べるのに有効なテストである。
　このテストは、下肢筋力判定方法として用いられ、これにより垂直方向の移動能力を調べることができる。40cm の高さから片脚で立てるか、できなければ 20cm の高さから両脚で立てるか調べる。立ち上がってふらつく人がいるので、いつでもすぐに支えられるようにスタンバイしておくこと。
　40cm の高さから片脚で立てなかったらロコモ度 1、20cm の高さから両脚で立てなかったらロコモ度 2 とする。

### 2）2 ステップテスト ( 図 3-2)

　「2 ステップテスト」は、水平方向の移動能力を調べるのに有効なテストである。
　「2 ステップテスト」で、1.1 以上の成績を出すには大股で踏み出せることが必要で、1.3 以上の成績を出すには、腰を落として踏み出せることが必要である。
　このテストは、歩幅判定方法として用いるので、これにより水平方向の移動能力を調べることができる。ふらつく人がいる、いつでもすぐに支えられるように一緒に移動しながらスタンバイしておくこと。できる限り大股で 2 歩歩き、両足をそろえて静止、その距離を身長で割る。

**2 歩幅÷身長＝2 ステップ値**

　1.1 以上の人は、大股で踏み出すことができ、1.3 以上の人は、腰を落として踏み出せる。1.3 未満の人はロコモ度 1、1.1 未満の人はロコモ度 2 とする。

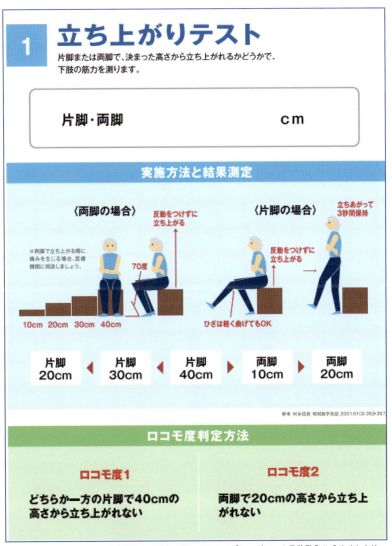

図 3-1　立ち上がりテスト

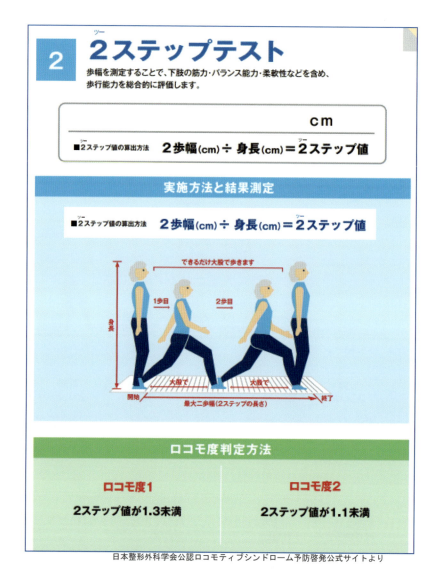

図 3-2　2ステップテスト

■ 筆者は次のようなことを感じ、行っている。

・40cm両脚で支えなしに立ち上がれるか否かはロコモ度テストに入っていないが、ロコモ度2の方にはぜひ確認して頂きたい。これができないレベルの高齢者は日々の生活自立が困難になっているか、またはなりかけている。一番頑張って何とかしてあげたい要介護高齢者である。

・一般的な椅子の高さは40cm強である。当院では椅子の高さを最大限下げて40cmにしている。診察中、ロコモの可能性が高くロコトレを勧めたらいい患者さんに椅子から片脚で立てますかと言って立ち上がれるか確認している。立ち上がれなかったらロコモの説明をしてロコトレを勧めている。

## 3）ロコモ25 身体状態・生活状況判定方法（表3-1）

「ロコモ25」は、身体状況、生活状況をチェックするものである。

身体における痛みや動かしにくさに加え、生活積極度についてもチェックし、運動器の身体状態と生活状態に不自由なことが生じる可能性を点数化し、将来ロコモになる危険度を判定する。

**7 点以上はロコモ度 1**

**16 点以上はロコモ度 2**

# ロコモ度

ロコモ度は、年齢、性別にかかわらず、「立ち上がりテスト」「2 ステップテスト」「ロコモ 25」によって、2 つの段階に当てはまるか判断する（表 3-1）。それぞれの基準に 1 つでも当てはまれば、ロコモ度 1 またはロコモ度 2 に該当する。そして、当てはまる項目が多いほど、移動機能が低下している。

ロコモ度 1 は、移動機能低下が始まっている状態で筋力などが低下しており、定期的な運動とバランスのとれた食事に気をつける必要がある。

ロコモ度 2 は、移動機能低下が進行した状態で、歩行など基本的な動きの衰えが進んでおり、近々自分で身の回りのことができなくなるリスクが高い状態である。介護を要するレベルまで移動能力が低下してから、元に戻すにはかなり努力が必要となる。

ロコモ度 1 および 2 の状態で移動能力が低下してきた時に介入し、ロコトレを始める。そして移動能力を改善・維持させることにより、要介護になる時期を遅らせることができるので、その時期を知るためにもロコモ度を知ることは有用である。

## 3章 運動能力測定・評価方法

| ■この1ヶ月のからだの痛みなどについてお聞きします。 | | | | | | |
|---|---|---|---|---|---|---|
| Q1 | 頚・肩・腕・手のどこかに痛み（しびれ含む）がありますか。 | 痛くない | 少し痛い | 中程度痛い | かなり痛い | ひどく痛い |
| Q2 | 背中・腰・お尻のどこかに痛みがありますか。 | 痛くない | 少し痛い | 中程度痛い | かなり痛い | ひどく痛い |
| Q3 | 下肢（脚のつけね、太もも、膝、ふくらはぎ、すね、足首、足）のどこかに痛み（しびれ含む）がありますか。 | 痛くない | 少し痛い | 中程度痛い | かなり痛い | ひどく痛い |
| Q4 | ふだんの生活でからだを動かすのは、どの程度つらいと感じますか。 | つらくない | 少しつらい | 中程度つらい | かなりつらい | ひどくつらい |
| ■この1ヶ月のふだんの生活についてお聞きします。 | | | | | | |
| Q5 | ベッドや寝床から起きたり、横になったりするのは、どの程度困難ですか。 | 困難でない | 少し困難 | 中程度困難 | かなり困難 | ひどく困難 |
| Q6 | 腰掛けから立ち上がるのは、どの程度困難ですか。 | 困難でない | 少し困難 | 中程度困難 | かなり困難 | ひどく困難 |
| Q7 | 家の中を歩くのは、どの程度困難ですか。 | 困難でない | 少し困難 | 中程度困難 | かなり困難 | ひどく困難 |
| Q8 | シャツを着たり脱いだりするのは、どの程度困難ですか。 | 困難でない | 少し困難 | 中程度困難 | かなり困難 | ひどく困難 |
| Q9 | ズボンやシャツを着たり脱いだりするのは、どの程度困難ですか。 | 困難でない | 少し困難 | 中程度困難 | かなり困難 | ひどく困難 |
| Q10 | トイレで用足しをするのは、どの程度困難ですか。 | 困難でない | 少し困難 | 中程度困難 | かなり困難 | ひどく困難 |
| Q11 | お風呂で身体を洗うのは、どの程度困難ですか。 | 困難でない | 少し困難 | 中程度困難 | かなり困難 | ひどく困難 |
| Q12 | 階段の昇り降りは、どの程度困難ですか。 | 困難でない | 少し困難 | 中程度困難 | かなり困難 | ひどく困難 |
| Q13 | 急ぎ足で歩くのは、どの程度困難ですか。 | 困難でない | 少し困難 | 中程度困難 | かなり困難 | ひどく困難 |
| Q14 | 外に出かけるとき、身だしなみを整えるのは、どの程度困難ですか。 | 困難でない | 少し困難 | 中程度困難 | かなり困難 | ひどく困難 |
| Q15 | 休まずにどれくらい歩き続けることができますか（もっとも近いものを選んでください）。 | 2～3km以上 | 1km程度 | 300m程度 | 100m程度 | 10m程度 |
| Q16 | 隣・近所に外出するのはどの程度困難ですか。 | 困難でない | 少し困難 | 中程度困難 | かなり困難 | ひどく困難 |
| Q18 | 2kg程度の買い物（1リットルの牛乳パック2個程度）をして持ち帰ることは、どの程度困難ですか。 | 困難でない | 少し困難 | 中程度困難 | かなり困難 | ひどく困難 |
| Q19 | 電車やバスを利用して外出するのは、どの程度困難ですか。 | 困難でない | 少し困難 | 中程度困難 | かなり困難 | ひどく困難 |
| Q20 | 家のやや重い仕事（掃除機の使用、ふとんの上げ下ろしなど）は、どの程度困難ですか。 | 困難でない | 少し困難 | 中程度困難 | かなり困難 | ひどく困難 |
| Q21 | スポーツや踊り（ジョギング、水泳、ゲートボール、ダンスなど）は、どの程度困難ですか。 | 困難でない | 少し困難 | 中程度困難 | かなり困難 | ひどく困難 |
| Q22 | 親しい人や友人とのおつき合いを控えていますか。 | 控えていない | 少し控えている | 中程度控えている | かなり控えている | 全く控えている |
| Q23 | 地域での活動やイベント、行事への参加を控えていますか。 | 控えていない | 少し控えている | 中程度控えている | かなり控えている | 全く控えている |
| Q24 | 家の中で転ぶのではないかと不安ですか。 | 不安はない | 少し不安 | 中程度不安 | かなり不安 | ひどく不安 |
| Q25 | 先行き歩けなくなるのではないかと不安ですか。 | 不安はない | 少し不安 | 中程度不安 | かなり不安 | ひどく不安 |
| 解答数を記入してください ➡ | | 0点＝ | 1点＝ | 2点＝ | 3点＝ | 4点＝ |
| 回答結果を加算してください ➡ | | 合計 | | 点 | | |

日本整形外科学会公認ロコモティブシンドローム予防啓発公式サイトより

表3-1 ロコモ25

## 2．ロコモ25による重症度区分

### 1）重症度区分

主観的評価法であるロコモ25は総得点により重症度をみることができる（岩谷、他※1）（表3-2）。

16点以上は要介護のリスクが高いとされる段階である（Seichi, et al. ※2）。

- 区分1（0-6点）：25項目のいずれの項目でも困難を自覚する人の割合が50％を超えない。ほぼ問題のないレベルである。
- 区分2（7-15点）：「急ぎ足で歩く」「階段昇降」に困難を自覚する人の割合が50％を超える。移動機能低下が始まっており、ロコトレを始めとする運動を習慣づける必要がある。これはロコモ度1に相当する。
- 区分3（16-23点）：「2kgの買い物」「重い家事」「地域活動や催し物への参加」に困難を自覚する人の割合が50％を超える。移動機能の低下が進行し、自立した生活ができなくなるリスクが高なっている状態、ロコトレを始めとする運動と運動器疾患対策が必要である。これはロコモ度2に相当する。
- 区分4（24-32点）：「腰掛から立ち上がる」「電車やバスで外出する」で困難さを自覚する人が50％を超える区分である。これは要支援状態に相当する。
- 区分5（33-40点）：「風呂での洗身動作」「衣服の着脱」「室内歩行」「隣近所への外出」で困難さを自覚する人が50％を超える区分である。これは要介護1の状態に相当する。
- 区分6（41-49点）：「トイレ動作」で困難さを自覚する人が50％を超える区分である。これは要介護2、または3の状態に相当する。
- 区分7（50点以上）：「トイレ動作」が2/3において困難である。

※1 岩谷力、他：Bone Joint Nerve 2014; 4: 393-401　　※2 Seichi A. et al.: J Orthop Sci 2012; 17:163-172

| 区分 | 状態 |
|---|---|
| 区分1（0-6点） | 25項目のいずれの項目でも困難を自覚する人の割合が50％を超えない。ほぼ問題のないレベルである。 |
| 区分2（7-15点） | 「急ぎ足で歩く」「階段昇降」に困難を自覚する人の割合が50％を超える。移動機能低下が始まっており、ロコトレを始めとする運動を習慣づける必要がある。これはロコモ度1に相当する。 |
| 区分3（18-23点） | 「2kgの買い物」「重い家事」「地域活動や催し物への参加」に困難を自覚する人の割合が50％を超える。移動機能の低下が進行し、自立した生活ができなくなるリスクが高なっている状態、ロコトレを始めとする運動と運動器疾患対策が必要である。これはロコモ度2に相当する。 |
| 区分4（24-32点） | 「腰掛から立ち上がる」「電車やバスで外出する」で困難さを自覚する人が50％を超える区分である。これは要支援状態に相当する。 |
| 区分5（33-40点） | 「風呂での洗身動作」「衣服の着脱」「室内歩行」「隣近所への外出」で困難さを自覚する人が50％を超える区分である。これは要介護1の状態に相当する。 |
| 区分6（41-49点） | 「トイレ動作」で困難さを自覚する人が50％を超える区分である。これは要介護2、または3の状態に相当する。 |
| 区分7（60点以上） | 「トイレ動作」が2/3において困難である。 |

表3-2　ロコモ25による重症度区分

## 2）困難さの出現率

　ロコモ25を読み解くことによって、介護度だけでなく、高齢者の問題点が浮かび上がる（表3-3）。各問の困難さは同じではない。困難さの出現率が低い問いに対して困難を訴える方の生活自立度は低い傾向があり、介護予防運動プランを立てる際に考慮すべきである。

　また、どこかに痛みがあることで困難な項目が多い場合は、痛み治療を優先して介護予防運動を行う。痛みの訴えがないか少ないにもかかわらず困難な項目が多い場合は、運動能力がかなり低下しているか、人に対する依存度が高いかを評価して、介護予防運動プランを立てるべきである。介護予防前後に評価を繰り返すことによって、何を改善すべきか、問題なのかが明らかとなる。

　以上のことから、現在の運動能力がロコモティブシンドロームに該当するかどうかを、2つの**身体機能評価法（立ち上がりテスト、2ステップテスト）**と1つの**主観的評価法（ロコモ25）**の3つの方法で評価する（ロコモ度を判定する「臨床判定値」2015,5,15 公益社団法人 日本整形外科学会）。

| ロコモ25 | 区分1<br>0-6 | 区分2<br>7-15 | 区分3<br>16-23 | 区分4<br>24-32 | 区分5<br>33-40 | 区分6<br>41-49 | 区分7<br>50-100 |
|---|---|---|---|---|---|---|---|
| トイレで用足しをするのが困難である | 0% | 2% | 13% | 10% | 32% | 52% | 73% |
| 隣・近所に外出するのが困難である | 0% | 2% | 25% | 36% | 74% | 78% | 100% |
| 風呂で身体を洗うのが困難である | 0% | 3% | 10% | 33% | 55% | 81% | 82% |
| 外に出かけるとき、身だしなみを整えるのが困難である | 3% | 5% | 10% | 31% | 52% | 56% | 86% |
| 家の中を歩くのが困難である | 0% | 5% | 25% | 46% | 71% | 78% | 95% |
| シャツを着たり脱いだりするのが困難である | 3% | 9% | 21% | 13% | 52% | 70% | 73% |
| 家の軽い仕事が困難である | 0% | 8% | 31% | 49% | 71% | 81% | 91% |
| ズボンやパンツを着たり脱いだりするのが困難である | 3% | 5% | 25% | 51% | 58% | 85% | 82% |
| 電車やバスを利用して外出するのが困難である | 0% | 11% | 49% | 59% | 81% | 93% | 100% |
| 親しい人や友人との付き合いを控えている | 6% | 16% | 38% | 54% | 68% | 70% | 86% |
| ベッドや寝床から起きたり、横になったりするのが困難である | 6% | 18% | 50% | 64% | 84% | 78% | 91% |
| 腰かけから立ち上がるのが困難である | 0% | 20% | 49% | 62% | 87% | 96% | 95% |
| 家の中で転ぶのではないかと不安である | 6% | 25% | 51% | 59% | 77% | 81% | 95% |
| 2kg程度の買い物をして持ち帰るのが困難である | 17% | 28% | 68% | 85% | 87% | 93% | 100% |
| 普段の生活でからだを動かすのが辛い | 11% | 49% | 66% | 85% | 100% | 89% | 95% |
| 家のやや重い仕事が困難である | 3% | 41% | 72% | 90% | 97% | 96% | 100% |
| 地域での活動やイベント、行事への参加を控えている | 17% | 44% | 69% | 79% | 94% | 85% | 86% |
| 背中・腰・お尻のどこかに痛みがある | 44% | 61% | 84% | 87% | 84% | 85% | 82% |
| 休まずにどれぐらい歩くことができるか | 33% | 64% | 84% | 95% | 97% | 100% | 100% |
| 急ぎ足で歩くのが困難である | 22% | 66% | 91% | 92% | 100% | 100% | 100% |
| 額・肩・腕・手のどこかに痛みがある | 44% | 67% | 82% | 79% | 77% | 96% | 100% |
| 先行き歩けなくなるのではないかと不安である | 17% | 67% | 79% | 85% | 94% | 100% | 95% |
| 階段の昇り降りが困難である | 19% | 72% | 88% | 90% | 100% | 100% | 100% |
| スポーツや踊りが不安である | 36% | 74% | 94% | 90% | 97% | 100% | 100% |
| 下肢のどこかに痛みがある | 44% | 74% | 87% | 85% | 87% | 96% | 100% |

資料）岩谷力　Bone Joint Nerve4(3), 2014のロコモ25項目の最良回答選択率の資料から許可を得て出現率を算出し作成．

**表3-3**　困難さの出現率

# 3．ロコモ度テスト以外の運動機能評価方法

## 1）片脚立ちテスト

ロコモ度テスト以外にもいくつかの評価方法がある。代表的なのが、「片脚立ちテスト」である（図 3-3）。これは、片脚立ちで何秒立てるか調べるテストで、バランス能力を評価するのに有効である。

具体的方法は、両手を腰に当て、片脚を床から 5cm 程度上げ、立っている時間を計測する。上げた脚が床についた時、腰に当てた手が腰から離れた時、接地している足の位置がずれた時を終了とする。転びそうになったら即座につかまることができるもののそばで行い、検者は近くに立ち、倒れそうになったら支えられるように準備をしておく。2 回練習し、左右 2 回ずつ測定し、良い方を記録とする。原則 60 秒で終了とするが、元気な方の場合は 3 分まで行う。

**20 秒以下がロコモに相当する。**

**15 秒以下が問題あり、5 秒以下は転倒の危険性が高い。**

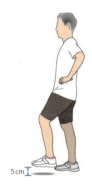

図 3-3　片脚立ちテスト
両手を腰に当て、片脚を床から 5cm 程度上げ、立っている時間を計測する．上げた脚が床についた時、腰に当てた手が腰から離れた時、足の位置がずれた時を終了とする．

日本医師会の調査によると、介護認定で非該当になった方は 25 秒に対し、要支援 1 以上と判定された方は 10 秒以下であった（図 3-4）。

各年代ごとに平均値が出ているが、できない人を含めたデーターなので、それを目標にするより、各年代でもできる人を目標にしてほしい。このため、**年齢に関係なく 60 秒以上を目標にしてほしい。**

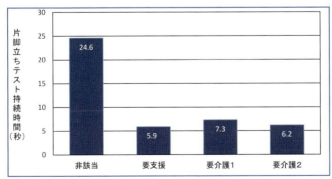

日本医師会総合政策研究機構報告書第 70 号

図 3-4　片脚立ちテスト持続時間

## 2）timed up & go test（立って歩けテスト）

　timed up & go test（TUG）も有用である（図3-5）。このテストは立って歩ける人に行い、移動能力の代表的指標である。椅子から立って歩いて再び坐るまでの時間を測るもので、「立ち上がる」「歩く」「方向転換する」「座る」という複数の動作を見ることができる。

　具体的方法として、椅子に座った状態から立ち上がり、3 m先の目印点で折り返し、再び椅子に座るまでの時間を測定する。危険のない範囲でできるだけ早く歩くようにする。検者は、被験者の後側方に待機しながら一緒に歩き、転倒に備える。1回練習してから測定を行う。

**11秒以上では、運動器不安定症と診断される。**

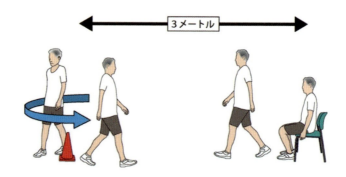

図 3-5　timed up & go test（立って歩けテスト）

椅子に座った状態から立ち上がり、3 m先の目印点で折り返し、再び椅子に座るまでの時間を測定する．危険のない範囲でできるだけ早く歩くようにする．検者は、被験者の後側方に待機しながら一緒に歩き、転倒に備える．1回練習してから測定を行う。11秒以上では、運動器不安定症と診断される．

## 3）歩行速度（5m歩行速度測定）

　このテストも移動能力を評価するのに有用である。具体的な方法として、7 mの直線を準備する。1 mと6 mの地点に印をつける。被検者に7 mの直線を危険のない範囲でできるだけ早く歩いてもらう。

　検者は、印をつけた5 m間の歩行時間を測定する。

**「運動機能の著しい低下を認める」基準値は、男性は5 mを4.4秒以上、女性は5 mを5秒以上である。**

**サルコペニアの診断基準は、6.25秒（0.8 m/sec）以上である。**

　5m歩行に5秒以上（0.8 m/s未満）かかるようになると、年々自立度が低下し、人の世話が必要になる。

# 4章 介護予防運動で効果を出すには

# 4章　介護予防運動で効果を出すには

## 1. 確認しておきたい基礎知識

### 1) 相反抑制

　筋肉には、お互いに連携して全身がうまく動くようなメカニズムがある。主働筋が収縮する際に拮抗筋を収縮させない（弛緩させる）命令が出される。このように関節の動きをスムースに行うためには、収縮と同時に拮抗筋が弛緩することが必要である。

　例えば、伸筋が収縮すると拮抗筋の屈筋には抑制が起こって緩み、逆に屈筋が収縮すると伸筋に抑制が起こって緩む。このメカニズムによって運動が円滑に行われる。これは筋紡錘からのa線維が、α運動ニューロンに単シナプス性の連絡をすると同時に、その分枝が拮抗筋を抑制するニューロンに接続しているためである。

　肘の屈伸、膝の屈伸などを自動でゆっくり行うと、相反抑制が働いて筋緊張がとれ、柔軟性が改善する。他動運動ではこのメカニズムは作動しない。高齢者の場合、ストレッチより自動運動で屈伸や内外転などを行い、共同筋と拮抗筋の相反抑制を利用して拮抗筋の筋活動を緩め、骨運動を改善させることによって可動域を改善させる方が有効である。

### 2) 関節の感覚受容器と関節運動

　関節には、表4-1に示すようにtype Ⅰ、type Ⅱ、type Ⅲ、type Ⅳの4種類の感覚受容器がある。これらの受容器が様々な情報を感知し、静的および動的な関節運動をコントロールしている。これらの4種類の受容器は分かりやすい表現で、type Ⅰは静止センサー、type Ⅱは運動センサー、type Ⅲは防御センサー、type Ⅳは痛みセンサーと呼ばれることもある。関節運動を考える際、これらの各感覚受容器と関節運動との関係を知っておくと、高齢者の関節運動を理解しやすい。

　次の4つの感覚受容器は、関節の反射と密接に関与している。関節をスムースに行うためには、正常な関節の反射が必要である。この反射は、大きく「**関節静的反射**」と「**関節運動反射**」に分けられる（表4-2）。

　関節は、可動性と支持性の2つの機能を持つ。関節包には平滑筋と同様に不随意で収縮する機能が備わっている。

表 4-1　感覚受容器

| | |
|---|---|
| type Ⅰ : | Ruffini様線維性関節包表層に存在。静的機械受容器、反応が速く順応が遅い。<br>関節に刺激を加えた時にtype Ⅰに刺激が加わると、周辺軟部組織が緊張し、関節可動域が制限される。<br>関節静的反射と関節運動反射に関与し、主に関節の固定性に寄与することから静止センサーとも呼ばれる。 |
| type Ⅱ : | Pacini様線維性関節包深層と関節脂肪組織に存在。動的機械受容器、反応も順応も速い。<br>関節運動反射に関与し、主に関節の運動性に寄与することから運動センサーとも呼ばれる。 |
| type Ⅲ : | Golgi様関節靭帯に存在。閾値が高く、順応が遅い。関節反射を抑制。<br>閾値が高く、主に関節の過度な運動を抑制することに寄与することから防御センサーとも呼ばれる。 |
| type Ⅳ : | 侵害刺激に反応し、痛みを伝達する。<br>　1. 無髄性の神経叢：関節包、脂肪組織に存在<br>　2. 自由終末：関節靭帯に存在、痛みを伝達<br>主に関節周囲組織の痛みの感知に寄与することから、痛みセンサーとも呼ばれる。 |

表 4-2　関節静的反射と関節運動反射

関節静的反射：関節包や靭帯、関節周囲の軟部組織や筋肉の緊張を一定に保ち、関節を安定させる。反射が亢進すると、関節包や靭帯が緊張し、関節の遊びを減少させて関節の動きを制限する。関節静的反射亢進による軟部組織の緊張状態は、同側に広く及ぶ（※関節軟部組織過緊張連鎖）。

関節運動反射：動いている関節に、関節包や関節周囲の軟部組織や筋肉の緊張のバランスをとって関節をスムースに動けるようにする。

※ 解説：関節軟部組織過緊張連鎖
　関節軟部組織過緊張連鎖（arthrostatic hyper-reflex chain）とは、感覚受容器TypeⅠの働きで、関節包・靭帯を含む軟部組織の緊張を高め、この反射は広く同側に及び関節軟部組織に広範な緊張の変化をもたらし、その結果として、一側の関節内外において軟部組織が緊張して動きに抵抗を感じるようになる．関節包、筋膜、腱も平滑筋様収縮する．
Schleip R et:Fascia is able to contract in a smooth muscle-like manner and thereby influence muscloskeletal mechanics. Proceedings of the 5th World Congress of Biomechanics,Liepsch D(ed),München, p51-54, 2006

## ① 痛みに対する関節の反応

　関節には可動域があり、可動域を超える動きを強いると、type Ⅳが反応し痛みが生じる。これに対し、関節を固定するために、動かさないようにしようとすると関節静的反射が働き、関節包が収縮する。これにより、関節が動きにくくなり支持性が高まる。逆に、関節を動かそうとすると、関節運動反射が働き、関節包が動きやすくなる。歩行時の膝関節は、支持と可動を交互にこの反射を繰り返している。

　関節静的反射が亢進した関節は、こわばり重だるい感じが周囲に生じる。さらに亢進すると、動かすことで疼痛を生じるようになる。動かないでじっとしている、逆に動き過ぎた後、冷えた時、衝撃を受けた時、ストレスを感じて緊張状態にあるときなど、様々な原因で関節はこわばった状態（関節静的反射亢進）になり、動作開始時に痛みを感じる。

　しかし、この時でも動いているときは関節運動反射が働き出して関節静的反射が一部解除され、痛みが幾分和らぐ。高齢者は、動き始めは痛いが、動き出すと痛みが少し楽になると言うことが多い。

　同一姿勢を続けていた後の動き出しが痛いが、動き出すと和らぐのはこのメカニズムによる。関節リウマチの人の朝のこわばり、変形性膝関節症患者の歩き出しの痛みがこれである。また腰痛の人でも起床時に起き上がる時痛いが、洗顔して朝食を摂り外出する頃になると痛みが軽減する場合、仙腸関節の関節静的反射が亢進していることが多い。

## ② 痛みと関節運動の関係

　痛いところがある場合、そこを動かさないようにじっとしようというのは動物の本能である。この本能は人の潜在意識にあるので、"痛い時には無理しないでじっとしていることがいい"、"痛いところを動かすと悪化するので動かしたくない"と無意識に考えてしまう。

　しかし痛みのある人に"痛い時に動かしてはいけない場合（骨折や靭帯断裂等）"と、"痛いから動かした方がよい場合（関節がこわばって痛くなっているなど）"がある。「今回あなたは動かした方が良い場合ですよ」と説明した場合、多くの高齢者は「痛くても動かした方がいいんですか」、「痛いのに動かすのですか」と聞き返してくることが多い。**"痛くても"、"痛いのに"** という場合、潜在意識ではまだ"痛い時に動かしてはいけない"という考えに囚われている。

　「そうか、動いていないからじっとしていたら痛くて、動き出したらマシになるんですね。痛いから治すために動かすのですね」と返事してくれる患者は治りやすい。

　日頃を冷静に振り返ったり、診察室やリハ室で動かす前と動かそうとした後での動きやすさや痛みの改善を感じてもらい、動くことが痛みの軽減につながることを実感してもらえる。

このように、自ら積極的に動くようになると治りが早くなる。このことをまとめると、以下のようなことが言える。動かそうと思って動かすと動きやすくなり、動かさないようにしようと思うと関節は固まる。この一連の流れは、認知行動療法につながる（P.152参照）。

**高齢者の場合、ストレッチよりも自動運動で関節を動かすことによって関節運動反射を利用し，可動域改善を目指す方が有効である。**

### 3）筋力訓練（自動介助運動、自動運動、抵抗運動）

筋力訓練は高齢者の筋力低下の程度を鑑みて、自動運動、自動介助運動、抵抗運動が行われる。

軽度の筋力低下しかない場合や筋力低下がない場合でも、自動介助運動、自動運動、抵抗運動の順に行う。介助から徐々に抵抗を増やしながら対象関節を動かすことによって、筋力増強が得られるだけでなく、相反抑制効果、関節運動反射効果で関節の動きが良くなる。自動介助運動、抵抗運動で可動域改善効果を高めるコツは、関節の凹凸の法則を考慮して行うことである（図4-1）。

抵抗運動で患者の最大筋力に若干負ける負荷をかけ、さらに頑張るように指示して抵抗運動を続けると、神経制御の改善により筋出力がアップする。

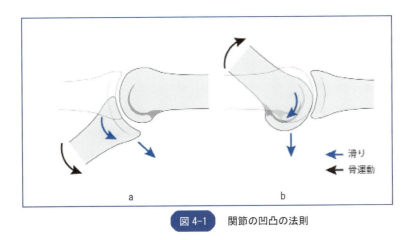

図4-1　関節の凹凸の法則

a：凹の関節面が動くときは、転がりと滑りの方向は同じになる．例えば膝関節で脛骨を屈曲方向に動かす場合、脛骨の転がりと滑りは同じ方向になる．
b：凸の関節面が動くときは、転がりと滑りの方向は逆になる．例えば、肩関節で上腕骨を外転方向に動かす場合、上腕骨の転がりと滑りは逆方向になる．

臨床現場での例を挙げると、変形性膝関節症患者にヒアルロン酸注射をした後に、自動介助運動、自動運動、抵抗運動を関節の凹凸の法則を考慮して行うと関節可動域が改善し、かつ動きやすくなり、痛みも軽減する。診察中に時間がない時は、患者に自動運動（しっかり伸ばしきる、しっかり曲げきることを10回繰り返してくださいと声かけ）してもらうだけでも効果がある。

### 4）足、足趾の変形（図 4-2）

　高齢になると種々の足、足趾の変形を生じて、立位や歩行が不安定になる。代表的な変形は、外反扁平足、マレット趾変形、鷲爪趾変形、外反母趾、内反小趾、浮趾などが挙げられる（図 4-2）。

　マレット趾変形や鷲爪趾変形の場合では、足趾の趾腹部に荷重をかけることができないため、不安定な歩き方になる。浮趾にはメタパッドが有効である。外反母趾にはいろいろな治療方法があるが、趾先を広げる機能の付いた機能靴下が有効である（図 4-3）。

　高齢者の中には、ゆるゆるの靴下を履いたり、冷えるからと言って 2 枚なかには 3 枚も靴下をはいている方がいる。しかし足元が大変不安定になり転倒しやすくなっているので、趾の使える 5 本指靴下で、かつ滑りにくいタイプを薦めてほしい。

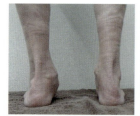 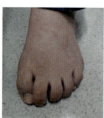 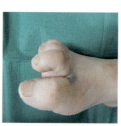 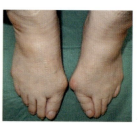

外反偏平足　　　マレット趾変形　　　鷲爪趾変形　　　外反母趾

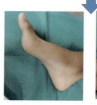 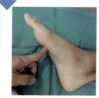

メタパッドによる浮趾改善効果

図 4-2　足、足趾の変形

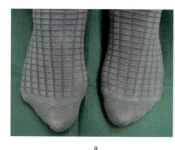 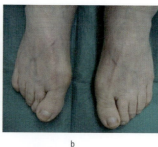 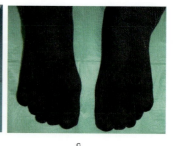

　　　　a　　　　　　　　　　b　　　　　　　　　　c

図 4-3　趾先を広げる機能の付いた靴下

a：一般的な靴下は、第 2 趾を中心に収束させてしまう構造になって、十分な接地面積が得られていない．
b：前足部が収束し、かつ趾先が屈曲し、趾腹部が地面にきちっと接していない．
c：指を広げる機能靴下を履くと趾先が広がる．

## 2. 高齢者の体の特徴

　若者は、体を今よりさらに鍛えるためにトレーニングをする。しかし、介護予防が必要な年配の方は、今までできたことがこれからもできるよう維持するために、それが無理なら、低下の速度を遅らせるために介護予防運動をするのであって、さらなる向上を目指すトレーニングではない。

　高齢者には、若者と違う問題点が出てくる。まず歳を取ったときの加齢に伴う体の変化には特徴があり、若い時とどこが違うのか理解しなければならない。

　そして、それを解決するにはどのような介護予防運動をすれば効果を出せるかを知っておくことが必要である。

## 加齢に伴う体の変化には特徴があり、この特徴を知ることが介護予防に重要である。

### 1）高齢者の体の特徴：可動域

　歳と共に体が固くなるが、若者の固さと異なる。若者は、筋肉の柔軟性不足が問題であることが多く、それに対してストレッチが行われている。しかし高齢者の固さは、筋肉より関節を主体として生じる。特に加齢に伴い固くなるのは、仙腸関節、椎間関節、肋椎関節、肩甲胸郭関節など体幹の関節可動域である（図 4-4）。

　例えば 図 4-4a,b のように、身体の固い中学生の男の子は床に手が届かない。女性は 80 代だが、前屈すると手が床につく。どちらの方が体が固いのだろうか。これを見る限りでは、中学生である。

　しかし手を伸ばしてもらうと、中学生の体は平行四辺形になり胸郭の動きが良いのが分かる。それに対し、高齢女性は長方形を少し"くの字"に曲げた状態で、胸郭の動きが悪いのが分かる（図 4-4c,d）。

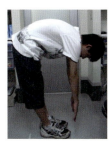
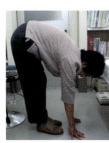
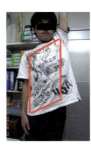
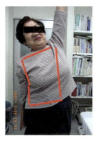

a　　　　　　　　b　　　　　　　　c　　　　　　　　d

図 4-4　関節可動域

a：中学男子〜前屈すると FFD20cm ハムストリングスが固くて前屈制限がある．
b：80 歳代女性〜前屈すると掌が床につく．
c：中学男子〜手を伸ばした時、体幹は平行四辺形になる．
d：80 歳代女性〜手を伸ばした時、肋椎関節の動きが悪くて体幹の形は大きく変わらない．

この理由として次のことが考えられる。この図の中学生の前屈の固さは、ハムストリングスの固さによるもので、体幹の固さではない。これに対しこの図の高齢女性の場合、ハムストリングスが緩いので前屈はできるが、体幹の関節が固く、その他の動作に支障が出る。このように、体幹の関節が固くなりこわばった体は、動作時の痛み原因の主要因にもなりうる。

　関節の動きが悪くなると、こわばり感、張った感じ、重だるい感じが生じ、その時の関節可動域以上の動きを強いると、動き始めに痛みが生じるようになる。特に体幹の関節が固くなりこわばった体は、寝返りや立ち上がりなどの動作時の痛みの原因になる。

　要介護度の高い人ほど、体幹関節可動域が低下し、寝返りや起き上がりが困難になり、動作に痛みを伴う。体幹関節の可動域を改善させると、寝返りや起き上がりが楽に痛み無くできるようになる。

## 2）高齢者の体の特徴：筋力

　筋力低下は、50歳頃から始まり、60歳から急激に低下する。80代の筋力は若者の半分に低下しているが、筋量の減少は30％程度にとどまっている。その差は、筋出力の低下である。日頃使っていないと、筋力を発揮するための筋出力が低下する。

### 筋力低下 ＝ 筋量低下＋筋出力低下

　サルコペニア（加齢による筋肉量減少）対策として、栄養と運動で筋肉量を増やすということが推奨されているが、筋力を早く上げるには筋出力を向上させる方が効果的である。抵抗運動を行って筋力を発揮させていくと短期間で筋出力が向上する。筋量を増やす筋トレより筋出力をアップさせる運動をすると、短期間で筋力を上げることができる。

　加齢とともに、全身の筋肉は衰えるが、全てが均等に衰えるわけではない。腕の筋肉は維持されやすく、衰えやすい筋肉は、体幹と下肢の筋肉。ここを鍛えることが大事である。体幹と下肢の筋力低下も足腰の痛みの原因のひとつになる。介護施設では、転倒リスクを回避するために座って上半身中心の運動することが多い。これでは、下肢の筋力トレーニングにはならないので、歩行改善は望めない。

### 3）高齢者の体の特徴：持久力

　持久力の低下は、加齢と運動不足が原因で生じる。持久力が低下すると疲れやすく、連続して作業ができなくなる。持久力は、継続して刺激していないと低下する。日常生活上、持久力が求められる筋は、体幹・下肢である。

　また加齢と共に、背中が曲がると胸郭の動きが悪くなり、結果として肺活量が低下し、すこし動いただけでも疲れてしまうようになる。疲れやすいと筋肉痛になりやすいので、持久力トレーニングは足腰の痛み軽減に役立つ。

### 4）高齢者の体の特徴：バランス能力

　「うちのおじいちゃん、足が上がらなくてよくつまずくんです」と相談を受けることがある。徒手筋力テストで腸腰筋、大腿四頭筋、前脛骨筋を調べると、ほぼ5である。なぜだろう。それは、加齢と共にバランス能が低下して体の安定感がなくなり、歩行中や立ち上がり時にふらつき転倒しやすくなる。その結果、下肢の筋力がしっかりしていても、歩行に自信が持てずに、無意識に歩行時に膝を上げずにすり足になり、つま先が上がらずにつまずきやすくなる。

## 足が上がらないのではなくて、不安定だから上げない歩き方を無意識にしてしまうからである。

　このような患者に、筋力トレーニングを頑張っても足が上がらないことは変わらない。バランストレーニングが必要である。静的バランス力の低下が動的バランス力低下より先に生じるので、静的バランス力の低下を認めたら早急に対処する必要がある。

## 5）高齢者の体の特徴：体形・姿勢

　加齢とともに、腰、背中が曲がり、肋骨と骨盤の間が狭くなり、肋骨が腹部に入り込む。胃が抑えられると逆流性食道炎になりやすくなる。腸が抑えられるとガスが溜まり便秘しやすくなる。食後の逆流性食道炎を改善させるためには、食後背中を伸ばして右側臥位になってもらうと食べたものが通過しやすくなる。

　曲がった背中の背筋は伸張されており、遠心性収縮を強いられた背筋は筋肉痛になりやすい。これは腰痛の原因の1つになるため、背曲がり対策は腰痛軽減に役立つ。

## 6）高齢者の体の特徴：俊敏性

　加齢と共に動作が緩慢になり、素早く動きにくくなる。それは、筋肉の中でも特に早く動かす筋肉(速筋)が減少しやすいことが関係している。

---

■　持久力が低下した高齢者に対して、筆者は次のようなことを感じている。

運動量の乏しい高齢者が「無理をしてしんどくなった」と言う場合、筋持久力が低下しているために、そうでない高齢者なら大丈夫なことでも具合が悪くなってしまう。冷静に無理な行為であったか考えてもらうと気付いてもらえることがある。以前なら大丈夫な行為でしんどくなってしまうぐらい持久力が低下していること、今頑張って体力を取り戻すことが必要でとわかってもらえると、介護予防運動を進めやすくなる。

「無理して痛くなった」と言う高齢者に、「そう考えてこれからはしないようにしていくと、どんどんできないことが増えていきますよ。痛くなったができて良かった、できたらまたしたいと考えたら次もできる。痛くなった場合いつでも治療しますよ」と言うと、「そう考えます」と前向きになってもらえる。

## 3．介護予防の目的

　介護予防の目的は、QOL・ADL を改善させること、すなわち"自立した生活"であり、ただ単に運動していればいいわけではない。
自立した ADL を維持させるリハビリとは、日常生活動作（起立・歩行・食事・入浴・排泄等）ができるだけ自立してできることを目指すリハビリであり、すなわち日常生活動作を念頭に置いたリハビリでなければならない。なぜならそれが、QOL 改善につながる介護予防運動になるからである。
　介護予防と一口に言っても、日常生活レベルによって、目標と有効な介護予防が異なる。

### ① 50-60 代で体力の衰えを感じているロコモ対象者

ロコトレをして、体力を取り戻し、将来虚弱高齢者にならないように対処する。

### ② 体力の衰えと動きにくさを自覚しているが、まだ自立している高齢者（要支援手前の高齢者）

高齢者の特性を考慮した運動プログラムを行い、体力と動きやすい体を取り戻すことを目標にする。そして、このままでは早晩自立できなくなる可能性が高いという問題意識を持ってもらうことが大事である。

### ③ 身の回りのこと（トイレ、着衣、食事、入浴）は自立しているが、家事や外出に手助けが必要となった要介護高齢者

高齢者運動と動作訓練を行い、自立度の向上、転倒予防を目指す。今からでも遅くはない、頑張ればまた人に頼らず元気に暮らすこと ができると励まし、頑張ってもらうことが大事である。

### ④ 身の回りのことも手助けが必要となった（重）要介護高齢者

高齢者運動と動作訓練を行い、自立度を向上させ家族の介護負担を 軽減することを目標にする。今からでも遅くはない、頑張ればまた家族に迷惑をかけずに暮らすことができると励まし、頑張ってもらうことが大事である。

### ⑤ 寝たきり

たとえ寝たきりであっても、行うべき介護予防訓練がある。それは、少しでも動きやすく動ける体に戻し、家族の介護負担を軽減することであり、下記のような多くの利点を療法士は提供することができる。

●ポイント
・寝返りができない要介護者が、リハビリを行って一人で寝返りできるようになると、家族の負担はかなり減る。
・一人で食事できない要介護者が、リハビリを行って一人で食事ができるようになると、家族の負担はかなり減る。
・一人で起き上がりができない要介護者が、リハビリを行って一人で起き上がれるようになると、家族の負担はかなり減る。
・ポータブルトイレに移れなかった要介護者が移れるようになると、家族の負担はかなり減る。

**このように、寝たきりであっても、少しでも動きやすく動ける体に戻し、家族の介護負担を軽減するという目的で介護予防運動をすすめるべきである。**

# 5章 健康寿命を延伸

## 介護予防運動の

# 5章　健康寿命を延伸する介護予防運動の実際

　介護予防運動において、マシンの有用性を強調する方々がいるが、マシンを使う運動の場合は施設に行った時にしか運動ができないし、しかもできる運動内容も限られる。それよりも、道具を使うこともなく（お金がかからない）、どこでもできて（家でも集会所でも）、結果を出せる介護予防運動を試行錯誤してきたので、現時点でお勧めしたい介護予防運動を紹介する。

　この章で紹介する運動では、基本的に道具を使わないが、安価で購入できる重りやゴムバンドを利用することは有効であると考えている。紹介する運動は、一見すると簡単にできそうなので高齢者でもやってみようかと思って頂けるが、やれば意外とやりごたえがあり、結果の出る運動を目指し、やり方に修正を加えてきた。ポイントをしっかり押さえていないと、効果が半減する運動もある。方法を読み、実際に行って、動きを観察し、結果が出るか評価し続けることによって理解できる。

　療法士は患者を評価し、問題点を見つけて、それを解消するにふさわしい運動をピックアップして、時間内で完結できるようにプログラムを組む。同じプログラムを続け、初めの問題点が解消すれば、次の課題に進むプログラムを組むことが重要である。介護予防運動を紹介する前に、要介護者と要支援者の問題点の相違を説明する。これらの問題点の相違を理解することで、患者ごとに適正なプログラムの作成することに役立ててほしい。

## ★（重）要介護者と要支援高齢者の問題点の相違

- （重）要介護者は、体幹可動域制限がさらに悪化している。体幹の関節が動かないため、寝返りや起き上がりが非常に困難になる。体幹の動きやすさをまず改善しておかないと、どの運動もうまくいかない。そこで、まず臥位で体幹可動域訓練を行う。そして，続けて姿勢改善運動を行うと、その後行うリハの効果が向上する。
- （重）要介護者は、体幹・下肢筋力がさらに低下している。筋出力の低下のため、十分に力を発揮できない。日常から動くことをためらい、筋出力が低下しているため、治療者が抵抗をかけ力を発揮させる（自動抵抗運動）筋出力向上訓練が必要である。
- （重）要介護者は、バランス能力がさらに低下しているため、転倒恐怖心が強まり、立ち上がり歩くことを嫌がる傾向が強い。訓練中、サポートしていることを理解nしてもらい、安心して行って頂くように配慮する。
- 意欲の低下（認知機能の低下）は、これをしなければならないということが認識できず、しんどいことや嫌なことはやりたくないという本能に打ち勝つ理性を発揮できない。

# 1．柔軟体操（臥位）：体幹の関節可動域改善

　この項目では、主に体幹の関節可動域改善を目的とした16の体操を紹介する。すべて臥位でできる体操である。この中で、患者の状態や状況に合わせ、療法士が適正な運動を選択し行わせて頂けると幸いである。

　すべての柔軟体操に共通することであるが、自ら動かそうとすると動きやすくなり、痛くなりそうだからと思ってこわごわするとこわばり動きにくくなる。

　動かそうと心から思って動かすと動きやすくなり、楽になるからやってくださいと声かけて行ってください。

## ① のびのび体操（図 5-1）

●目　的
　肩甲胸郭関節、胸肋椎関節の可動域改善、広背筋のストレッチ効果。

●方　法
・背臥位で行う。
・お尻の下にバスタオルを畳んでおき、両手を組んで人差し指だけ伸ばす。
・息を吐きながら、ゆっくりと肘を伸ばし、肩を挙上する。
　この際，指先をまっすぐ上に伸ばして肩甲骨と肋骨を挙上する。
・同時に足関節も背屈し、肋骨と骨盤の間を伸ばす（上手にできるとウエストにくびれができる）。
・3秒程度伸ばしたら休憩する、これを3-5回繰り返す。

●ポイント
・肘は伸ばし切ること、腕の位置は耳のやや後方、人差し指の向きと体の軸が一致すること。
・腰が曲がっている人は、棘突起がベッドに当たって痛いので，棘突起が当たる所にタオルを敷く。
・肩甲骨の動きが悪くて腕を真っ直ぐ頭上に上げられない場合、肘を曲げて上に上げようとせずに、肘を伸ばして上げることができる肩関節屈曲に留めて、その位置で指先方向に腕を伸ばす。
・背中が曲がっている人には、胸を広げて鎖骨を頭方向に上げるように指示する。
・治療者は、掌を患者の指先につけて指先を意識させて「私の掌を押してください」と言って伸ばさせ、踵に指先を当てて「私の指を押してください」と言って踵を意識させて伸ばさせる。
・治療者は、母指を外転させて母指と示指でL字を作って肩甲骨下角部に当て，患者が指を伸ばす際に自動介助する。次に、大きなボールを両手で持つイメージで掌を広げ、母指から小指に至るラインを患者の肋骨下縁に当て、患者が指を伸ばす際に自動介助する。自動介助運動すると可動域が改善する。

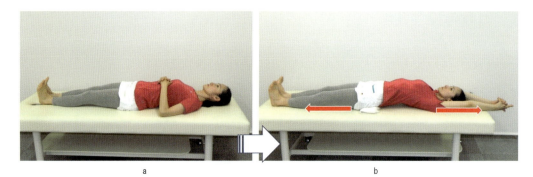

図 5-1　のびのび体操

a：背臥位でお尻の下にバスタオルを畳んでおく．
b：両手を組んで人差し指だけ伸ばし、息を吐きながら、ゆっくりと肘を伸ばす．肩を挙上する．
　同時に足関節も背屈し踵も伸ばし、肋骨と骨盤の間を伸ばす．3 秒程度伸ばしたら休憩する．
これを 3-5 回繰り返す．

## ② 頭ブリッジ（図 5-2）

●目　的

胸椎椎間関節伸展可動域改善効果、背曲がり改善効果。

●方　法

・背臥位で行う。
・胸の上で手を組み、後頭部を床に押し付け顎を上げずに息を吐きながらゆっくりと胸を持ち上げて、みぞおちの後ろを浮かせる。
・筋力が乏しい人の場合、肘をついて胸を反ってもよい。
・3 秒程度反ったら休憩（脱力）する。
・これを 3-5 回繰り返す。

●ポイント

・顎を上げる人が多いので、修正させる。高く反り上げる必要はなく，少し浮くだけでも成功であると伝える。
・サポートする場合、背中に治療者の手を入れて指先を天井に向けて棘突起を押し上げる。軽く押し上げて、棘突起が動く感触をつかむ。

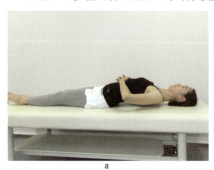 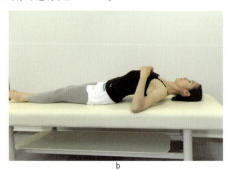

図 5-2　頭ブリッジ

a：背臥位で胸の上で手を組み、後頭部を床に押し付け、顎を上げずに息を吐きながらゆっくりと胸を持ち上げて、みぞおちの後ろを浮かせる．
b：筋力が乏しい人の場合、肘をついて胸を反ってもよい．

## ③ 胸引き寄せ膝屈伸（図 5-3）

●目　的

仙腸関節可動域改善効果。

●方　法

- 背臥位で行う。
- 両膝を立て、ゆっくり息を吐きながら一側の膝を胸に近づけて、可能な範囲まで股関節を曲げたら、踵で天を蹴るように膝をゆっくり伸ばす。この際、趾先は反らせる。
- 膝関節を90度以上曲げると、仙腸関節の動きが出にくくなるので、踵の位置が下がらないように注意する。
- 3-5回行ったら休憩する、これを2-4回行う。

●ポイント

- 膝を胸に寄せきった時に腸骨が動くことを認識させる。
- 踵の位置が低くなると仙腸関節が動かず、股関節の動きになる。
- 仙腸関節の動きが悪い場合、蹴る踵の位置を低くして動きが出てきたら少しずつ踵の位置を高くしていく。
- 治療者は、患者の膝窩部に母指を、アキレス腱部に1st web（母指と示指の間の軟部組織）を当て、膝の位置、踵の位置をコントロールする。膝を胸に寄せきる時に軽く母指で膝窩部を押してサポートする（自動介助）と動きやすくなる。

- 以下の言葉をかけると運動が行いやすい。

    「膝を胸の方向に引き寄せて踵を壁の方向にゆっくり蹴ってください」
    「徐々に壁の高いところを狙って蹴ってください」
    「次は壁と天井の境目、その次は天井をめがけて蹴ってください」
    「蹴る前に胸の方に膝をしっかりとため込んでから蹴ってください」
    「しっかりため込んだ時に腸骨が動きます」

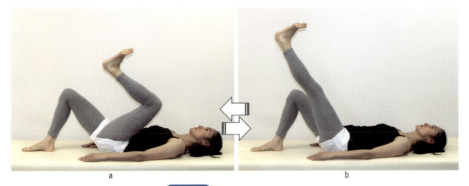

図 5-3　胸引き寄せ膝屈伸

a：背臥位で一側の膝を胸に近づけて、可能な範囲まで股関節を曲げる．
b：踵で天を蹴るように膝をゆっくり伸ばす．この際、趾先は反らせる。3-5回行ったら休憩する．これを2-4回行う．

### ④ 天井歩き（図 5-4）

●目　的

仙腸関節可動域改善効果。

●方　法

- 背臥位で行う。両下肢を真上に持ち上げてお尻を浮かせて、へその後ろの背筋部に手を入れて支える。
- つま先を反り上げ、膝は伸ばすことができるところまで伸ばし、その角度を一定にして天井をすって歩くイメージで脚を動かす。
- 腸骨が動いているか確認する。
- 3-5 回行ったら休憩する、これを 2-4 回行う。

●ポイント

- 股関節の真上を中心に動かす。ハムストリングスが固くて膝を伸ばすことができない場合、足先を反らせてから膝を伸ばしていき、伸びなくなった時点の角度で行う。このようにしても、腸骨の動きが悪い場合、さらに少し膝を曲げて行う。
- 膝を曲げすぎてこの運動を行うと、股関節だけが動いて仙腸関節が動かない。
- 膝を曲げ伸ばししながら行うと、股関節だけが動いて仙腸関節が動かない。
- 治療者がアキレス腱付近を軽く把持して、自動介助運動すると動きがよくなる。
- 体が固くて脚を上げにくい人でも治療者が下肢を持ってあげるとやりやすく、続けていくと可動域が改善して上げやすくなる。股関節 90°屈曲位の位置に上げることができない場合は、無理なく上げられる屈曲角度まで上げて治療者の前腕で支え、脚を動かす。自力で動かしにくい場合は、自動介助する。
- 腹筋が弱い人は、下肢を持ち上げることが困難である。この際、治療者がアキレス腱の高さに腕で壁を作って支えてあげると楽にできる。自宅では壁に踵を乗せて片脚ずつ上げる。
- 背筋部に入れた手が骨盤の下にあると、骨盤は動かないので背筋部に手を入れるように指導する。

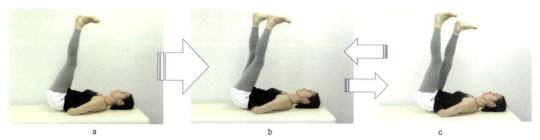

図 5-4　天井歩き

a：背臥位で両下肢を真上に持ち上げてお尻を浮かせて、へその後ろの背筋部に手を入れて支える．
b・c：つま先を反り上げ、膝は伸ばすことができるところまで伸ばし、天井をすって歩くイメージで脚を動かす．
3-5 回行ったら休憩する．これを 2-4 回行う．

# ⑤ オーバーヘッドキック（図 5-5）

●目 的

仙腸関節可動域改善効果。

●方 法

- 背臥位で行う。
- 両膝を立てて、片脚を振り上げてサッカーのオーバーヘッドキックをする。
- 股関節屈曲 90 度、足関節背屈して、膝はハムストリングスが少し突っ張るところまで伸ばして、下肢をゆっくり蹴り上げると腸骨が浮き上がる。
- 仙腸関節が動くと腸骨が浮き上がるが、仙腸関節が動いていないと腸骨が動かない。
- 腸骨の動きを確認することによって、仙腸関節が動いているか否かの評価ができる。
  患者の手を腸骨に当てさせると、動いているか否かが分かってもらいやすい。
- 3-5 回行ったら休憩する、これを 2-4 回行う。

●ポイント

- 反動をつけずにゆっくり動かす。
- 骨盤の動きが悪い場合、少し膝を曲げて行う。
- 膝を曲げ伸ばししながら行うと、股関節だけが動いて仙腸関節が動かない。
- 治療者は、患者の膝窩部に母指を、アキレス腱部に 1st web を（母指と示指の間の軟部組織）当て、膝の位置、踵の位置をコントロールして、仙腸関節の動きを感じる。

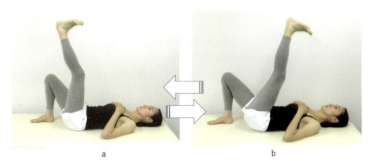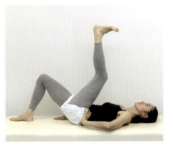

図 5-5　オーバーヘッドキック

a：背臥位で両膝を立てて片脚を挙げる．
b：脚を振り上げてサッカーのオーバーヘッドキックをする．足関節背屈して、膝はハムストリングスが少し突っ張るところまで伸ばして、下肢をゆっくり蹴り上げると腸骨が浮き上がる．
c：患者の手を腸骨に当てさせると、動いているか否かが分かってもらいやすい．
3-5 回行ったら休憩する．これを 2-4 回行う．

## ⑥ 四つ這い仙腸関節運動（図 5-6）

●目　的

仙腸関節可動域改善。

●方　法

・四つ這いで行う。
・股関節を曲げて、片膝を胸に近づける。
・続いて、膝関節 90 度屈曲位で股関節伸展させて、踵を天井に向けて上げる。
・2-3 回繰り返す。

●ポイント

・胸に近づける時、視線は膝に向けて足先は床につけたままにする。
・踵を天井に向けて上げる時、頭は持ち上げて膝関節は 90 度屈曲位 を保つ。

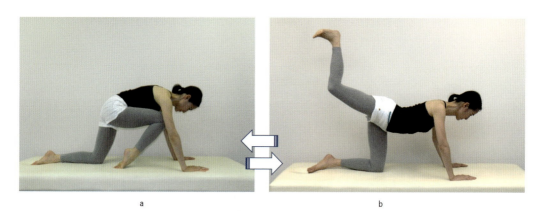

図 5-6　四つ這い仙腸関節運動

a：四つ這いで股関節を曲げて、片膝を胸に近づける．
b：膝関節 90 度屈曲位で股関節伸展させて、踵を天井に向けて上げる．
2-3 回繰り返す．

※仙腸関節には主働筋がないが、他の関節を動かす際に一緒に動く。
この項目で紹介する③④⑤⑥の体操は、効果的に仙腸関節の動きを導き改善させる運動である。
仙腸関節の動きを改善させるには、③④⑤⑥の順に行うと効果がでやすい。
⑥は要介護者には難しいこともあり、③④⑤の３つだけを行う。

## ⑦ 下肢（膝・股）屈伸（図 5-7）

●目　的

股関節・膝関節可動域改善効果、同時に動かすことでしゃがみこみ動作がしやすくなる。

●方　法

- 背臥位で行う。
- 両脚を伸ばして、膝関節と股関節を一緒に自動でゆっくり屈曲伸展を行う。
- 反動を使わず、自力でゆっくり伸ばしきり曲げきる。
- 膝に手が届いたら、動かそうとしながら手で引き寄せて大腿を胸に寄せる。
- 3-5 回行ったら休憩する、これを 2-4 回行う。

●ポイント

- 膝が外に逃げないように注意する。
- 治療者は、患者の膝窩部に母指を、踵に掌を当て、膝の位置、踵の位置をコントロールして、股関節、膝関節の動きを感じる。

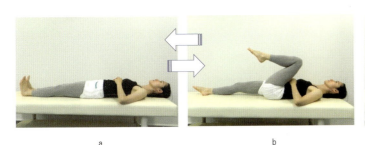
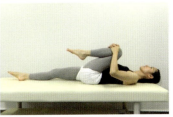

a　　　　　　　　　　　　b　　　　　　　　　　　　c

図 5-7　下肢（膝・股）屈伸

a・b：背臥位で、反動を使わず、自力でゆっくり下肢を曲げきる．反動を使わず、自力でゆっくり伸ばしきる．
3-5 回行ったら休憩する．これを 2-4 回行う．
c：膝に手が届いたら、動かそうとしながら手で引き寄せて、大腿を胸に寄せる．

## ⑧ 背中反らし（図 5-8）

### ●目　的
椎間関節可動域改善効果、背中の曲がり改善効果。

### ●方　法
- 伏臥位で行う。
- うつ伏せで肘をついた状態から背筋を意識させて、肩が上がるところまで背中を反らす。
- 余裕のある人は、肘を浮かせて、肩が上がるところまで背中を反らす。
- さらにできる人は、手の位置を肩の下に近づける。力まずに息を吐きながら背中を反らす。
- 3-5 回行ったら休憩する、これを 2-4 回行う。
- できたら繰り返し腕の曲げ伸ばしを行い、5-10 回腕立て伏せをする。
- いずれの時でも背筋に意識をもって行う。

### ●ポイント
- 背筋を効かせながら背中を反らせることによって、一人でできる自動介助運動となり、椎間関節の可動域が改善する。
- 背筋の力と腕の力を使って反らせる。背筋を触れて、固くなっているか確認する。
- 脊椎伸展可動域の乏しい患者の場合、手を伸ばしていくと骨盤が浮き上がる。その場合、少し浮き上がった高さで止めるように指示する。
- 反ることを怖がる高齢者でも、"腕立て伏せをしてください" と言うと怖がらずにしてできる。
- 背中を反らして行く際に、胸椎、腰椎のどこの部分が動きやすく、どこの部分が動きにくいか観察する。

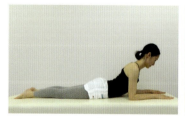
a
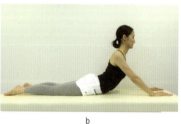
b
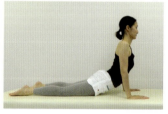
c

図 5-8　　背中反らし

a：うつ伏せで肘をついた状態から背筋を意識させて、肩が上がるところまで背中を反らす．
b：余裕のある人は、肘を浮かせて、肩が上がるところまで背中を反らす．
c：さらにできる人は、手の位置を肩の下に近づける．力まずに息を吐きながら背中を反らす．
3-5 回行ったら休憩する．これを 2-4 回行う．
できたら繰り返し腕の曲げ伸ばしを行い、5-10 回腕立て伏せをする．

## ⑨ 臥位体回旋（図 5-9）

●目 的

椎間関節、仙腸関節の可動域改善効果。

●方 法

- 背臥位で行う。
- 両膝を立てる（膝関節 90 度屈曲位）。
- 両肩は着けたままで、骨盤を持ち上げて（自動運動）背骨を回旋 させて膝を倒す。
- 顔は膝を倒す方向と逆に向ける。
- ゆっくり息を吐きながら腰を回旋させる。戻す時も重力を使わず自分の筋力で ゆっくり戻す。
- 左右交互にゆっくり繰り返す。
- 余裕のある人は、踵を膝の上においてゆっくり骨盤を上げて回旋する。
- 5-6 回行ったら休憩する、これを 2-4 回行う。

●ポイント

- 股関節の角度は一定に保つこと（形を変えない）。
- 膝から倒そうとしないように指示する。

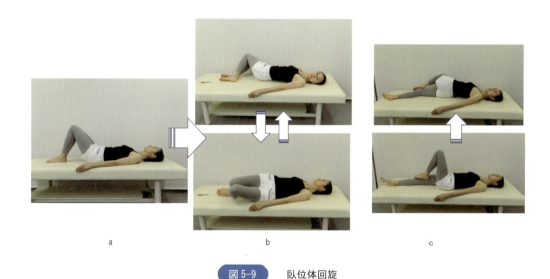

図 5-9 臥位体回旋

a：両膝を立てる（膝関節 90 度屈曲位）．
b：両肩は着けたままで、骨盤を持ち上げて（自動運動）背骨を回旋させて膝を倒す．
　　顔は膝を倒す方向と逆に向ける．
　　ゆっくり息を吐きながら腰を回旋させる．戻す時も重力を使わず自分の筋力でゆっくり戻す．
　　左右交互にゆっくり繰り返す．
c：余裕のある人は、踵を膝の上においてゆっくり骨盤を上げて回旋する．

### ⑩ うつ伏せふりふり（図 5-10）

●目　的

椎間関節可動域改善効果。

●方　法

- 伏臥位で行う。
- うつ伏せになってつま先を合わせ、手を重ねて、おでこを置く。
- 左右に骨盤を振る動作を繰り返し行う。
- 5-6 回行ったら休憩する、これを 2-4 回行う。

●ポイント

- おでこと、つま先をあまり動かさないように支点にして、骨盤を動かす。

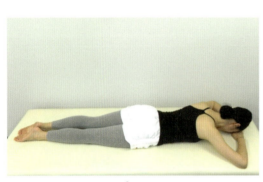

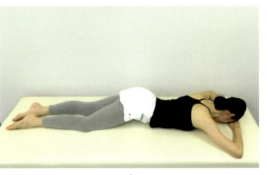

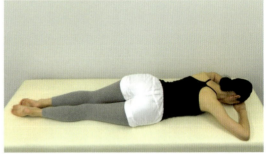

図 5-10　うつ伏せふりふり

a：うつ伏せになってつま先を合わせ、手を重ねて、おでこを置く．
b・c：左右の骨盤の上下運動をおしりを振るように繰り返し行う．

## ⑪ うつ伏せ股関節伸展（図 5-11）

### ●目　的
腰椎伸展を回避した股関節伸展可動域改善効果。

### ●方　法
- 伏臥位で行う。
- おへその下にタオルを敷く。
- 腰は反らないようにお腹を引っ込めて、肘をついて上体を起こして股関節を伸展させる。視線は下にする。
- 5-6 回行ったら休憩し、これを 2-4 回行う。

### ●ポイント
- 脊柱管狭窄症の人に有効な運動である。脊柱管狭窄症の人は、腰椎を反らす（伸展）と、脊柱管が狭くなって症状が悪化する。
歩行立脚後半相で、腰椎を伸展しながら歩き続けると、痛みが出現し歩けなくなる。特に股関節伸展がしにくい場合、腰椎伸展で代償するため、早く症状が出る。逆に股関節伸展可動域が良ければ、脊柱管狭窄症があっても歩行時に症状が出にくくなる。

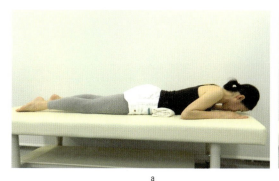
a

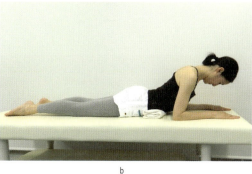
b

図 5-11　うつ伏せ股関節伸展

a：おへその下にタオルを敷く．
b：腰は反らないようにお腹を引っ込めて、肘をついて上体を起こして股関節を伸展させる．視線は下にする．
5-6 回行ったら休憩する．これを 2-4 回行う．

## ⑫ ハムストリングス柔軟運動（図 5-12）

●目　的

ハムストリングス柔軟性改善効果。

●方　法

・背臥位で行う。
・股関節 90 度屈曲位で、踵をお尻に引き寄せてから膝を伸ばしきる。
・この体勢で、膝関節の屈曲伸展を繰り返す。
・膝を伸ばしきった時に、股関節の真上に踵が位置することが望ましいが、ハムストリングスが固いと踵の位置が低くなってしまう。
・この運動によってハムストリングスが緩むと、膝を伸ばした時の踵の位置が高くなる。
・5-6 回行ったら休憩する、これを 2-4 回行う。

●ポイント

・相反抑制を利用する。

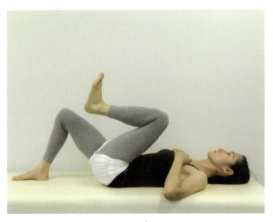
a

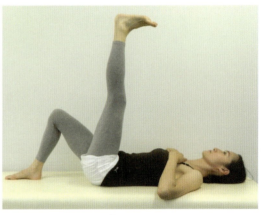
b

図 5-12　ハムストリングス柔軟運動

a：背臥位股関節 90 度屈曲位で、踵をお尻に引き寄せてから膝を伸ばしきる．
b：この体勢で、膝関節の屈曲伸展を繰り返す．
　膝を伸ばしきった時に、股関節の真上に踵が位置することが望ましいが、ハムストリングスが固いと踵の位置が低くなってしまう．この運動によってハムストリングスが緩むと、膝を伸ばした時の踵の位置が高くなる．
5-6 回行ったら休憩する．これを 2-4 回行う．

## ⑬ ハーフロール（図 5-13）

●目　的

胸椎椎間関節可動域改善効果。

●方　法

- 背臥位で行う。
- 後頭部からみぞおちの下にハーフロール、殿部の下にタオルを置いて寝る。
- 手はお腹の上に置き、胸を広げ、肩甲骨を後ろに引く。この体勢で 5 分間安静にする。
- 猫背の人や、肩甲骨が外転している人、上腕骨頭が前方にシフトしている人に有効である。
- 肩と肘の位置は水平になるようにする。肘が低くなると上腕骨頭が前方にシフトし、肩甲骨の内転ができなくなる。
- 余裕のある人は、バンザイの体勢で行う。

●ポイント

- 上腕骨頭が前方にシフトしないように、肩と肘の位置は水平になるようにする。

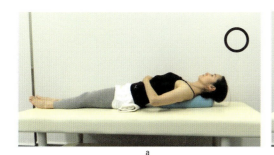
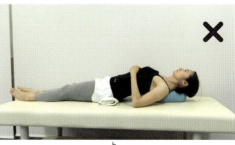
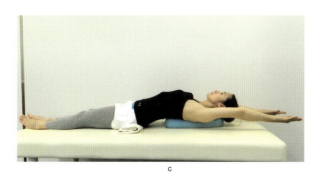

図 5-13　ハーフロール

a：背臥位で行う．後頭部からみぞおちの下にハーフロール、殿部の下ににタオルを置いて寝る．
手はお腹の上に置き、胸を広げ、肩甲骨を後ろに引く．この体勢で 5 分間安静にする．
猫背の人や、肩甲骨が外転している人、上腕骨頭が前方にシフトしている人に有効である．
b：肘が低くなると上腕骨頭が前方にシフト移動し、肩甲骨の内転ができなくなる．
c：余裕のある人は、バンザイの体勢で行う．

## ⑭ 踵押し（図 5-14）

●目　的

仙腸関節可動域改善効果。

●方　法

・背臥位で行う。
・踵を遠位方向へ押して、骨盤を引き下げる。
・数秒押して休憩を 5-6 回繰り返す。

●ポイント

・つま先ではなく、踵を遠位方向へゆっくり移動させていく。

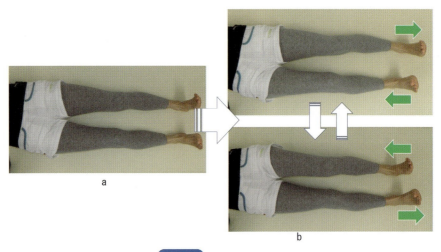

図 5-14　踵押し

a：背臥位で行う．
b：踵を遠位方向へ押して、骨盤を引き下げる．
数秒押して休憩を 5-6 回繰り返す．

## ⑮ 臥位膝引き上げ（図 5-15）

●目　的

・背筋の筋緊張軽減効果。

●方　法

・伏臥位で行う。
・顔を右（左）に向け、右（左）膝を曲げ脇に近づけるように引き上げる。
・膝が上がらなくなった位置で、手で押し返して、手の力に負けないように数秒引き上げて休憩する。
・できるだけゆっくり 2-3 回引き上げを左右行う。
・相反抑制効果で背筋の筋緊張が軽減する。

●ポイント

・体幹と股関節屈曲を意識して行い背筋に力が入らないようにする。

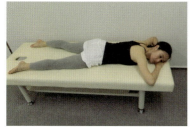 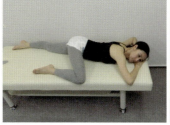 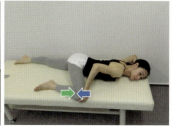

図 5-15　臥位膝引き上げ

a：伏臥位で行う．
b：顔を右（左）に向け、右（左）膝を曲げ脇に近づけるように引き上げる．
c：膝が上がらなくなった位置で、手で押し返して、手の力に負けないように数秒引き上げて休憩する．
　できるだけゆっくり 2-3 回引き上げを左右行う．

## ⑯ 猫ストレッチ（図 5-16）

### ●目　的
猫背矯正効果。

### ●方　法
・四つ這いで行う。
・お尻の位置を変えないで、手を前に伸ばしていく。
・おでこがついたらさらに手を前に伸ばして、胸を床につけるようにする。
・できるだけゆっくり 2-3 回行う。

### ●ポイント
・背骨が曲がって動きが乏しくなっている高齢者は、胸をつけることができない。
・背骨の中でも動きやすい所で動くが、動きにくい所を確認して、頭ブリッジの時に動きにくい背骨の棘突起を下から押して可動域を改善させておく。

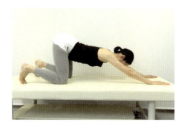 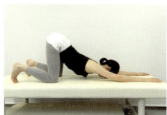 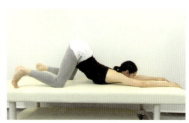

図 5-16　猫ストレッチ

a：四つ這いで行う．
b：お尻の位置を変えないで、手を前に伸ばしていく．
c：おでこがついたらさらに手を前に伸ばして、胸を床につけるようにする．
　できるだけゆっくり 2-3 回行う．

## 2. 柔軟体操（座位および立位）

「1. 柔軟体操（臥位）」の項目に加え、座位と立位でできる体幹の関節可動域改善を目的とした12の体操を紹介する。この中で、患者の状態や状況に合わせ、療法士が適正な運動を選択し行わせて頂けると幸いである。

### ① お辞儀ハムストリングスストレッチ（図5-17）

●目　的

ハムストリングスストレッチ効果、股関節機能改善効果。

●方　法

・立位で行う。
・背すじを伸ばしたままお尻を後ろに引き、膝を伸ばしたまま股関節を屈曲してお辞儀を行う。
・ハムストリングスが伸びて張った感じがしたら静止する。
・この状態から、膝を軽く曲げて伸ばすを繰り返すと、お辞儀の角度が深くなる。
・5-10回行う。

●ポイント

・骨盤を前傾し、体幹を伸展して行う。

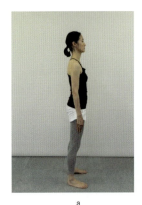
a

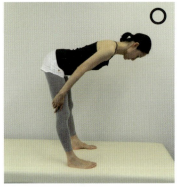
b

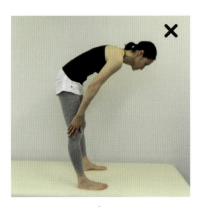
c

図 5-17　お辞儀ハムストリングスストレッチ

a：立位で行う．
b：背すじを伸ばしたままお尻を後ろに引き、膝を伸ばしたまま股関節を屈曲してお辞儀を行う．
　　ハムストリングスが伸びて張った感じがしたら静止する．
　　この状態から、膝を軽く曲げて伸ばすを繰り返すと、お辞儀の角度が深くなる．
c：骨盤が後傾した状態で行っても効果は少ない．
5-10回行う．

## ② 手伸ばし（図 5-18）

●目　的

胸郭運動、胸肋椎関節可動域改善。

●方　法

- 立位でも座位でもできる。また状態によっては仰臥位でもできる。
- 手を上方に上げ、反対の手を肋骨に軽く当て、指先方向に手を伸ばし、それに合わせて肩甲骨と肋骨を拳上させる。肋骨に当てた手で肋骨の動きを確認する。
- 視線は指先に向け、伸ばす方向は、腕をやや前方に出して、真上から真横まで色々な角度を試す。
- 重心は伸ばす方に移動させる。
- 初めに勢いよく伸ばすと動かないので、開始時はゆっくり動かして、そのままゆっくり動かし続ける。
- 左右 3-4 回行う。

●ポイント

- 重心が反対側にあると伸びない。このため立位の場合、伸ばす側の足に重心を移動させる。座位の場合、伸ばす側の坐骨に重心を乗せる。
- 上体の重心位置が後ろにあると伸びないので、重心を前方に移して伸び上がるように指示する。
- 胸部後方から胸側部の範囲に痛みがあり、座位で左右振り返り（胸椎回旋）に痛みを伴って制限がある場合(胸肋椎関節機能障害)は、手伸ばしをすると、胸肋椎関節可動域制限が改善して痛みも軽減する。

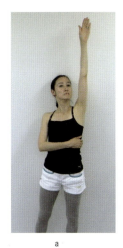 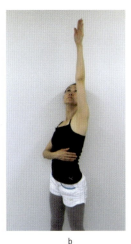 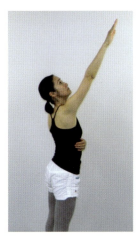

a　　　　　　　　　　b　　　　　　　　　　c

図 5-18　手伸ばし

a：立位でも座位でもできる．また状態によっては仰臥位でもできる．
b・c：手を上方に伸ばし、それに合わせて肩甲骨と肋骨を拳上させる．視線は指先に向け、伸ばす方向は腕をやや前方に出して、真上から真横まで色々な角度を試す．重心は伸ばす方に移動させる．
左右 3-4 回行う．

### ③ 立位体回旋（図 5-19）

●目　的

椎間関節可動域改善効果。

●方　法

- 立位で行う。
- 予め左踵は浮かせておき、右（左）脚を軸に骨盤を水平に回旋し、骨盤、背中、肩の順に回旋する。
- 右（左）手の小指を目で追う。
- 腰を回しにくい場合、母指を後ろにして両手を骨盤に当て、反対側の母指を押し、軸足の膝に反対側の膝をつける。
- 骨盤が水平に回旋しているか確認する。
- 左右交互に 5-6 回行う。

●ポイント

- 反対側の膝が突っ張っているとできないので、この時に膝を少し曲げ、力を抜かせると回旋しやすい。
- 反対側の膝の突っ張りが改善しない場合、予めつま先だけを付けてから回旋を始める。それでもうまくいかない場合、治療者は膝窩部を押して膝関節屈曲を誘導する。
- 上手に左右の回旋ができると、左右下肢への重心の切り返しがスムースにできるようになる。

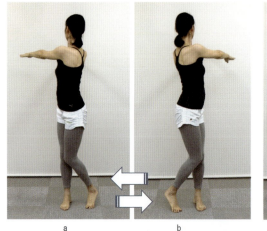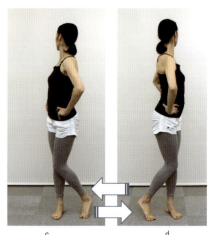

a　　　　　　b　　　　　　c　　　　　　d

**図 5-19　立位体回旋**

立位で行う．
a：予め左踵は浮かせておき、右（左）脚を軸に骨盤を水平に回旋し、骨盤、背中、肩の順に回旋する．
　　右（左）手の小指を目で追う．
b：同様に左への回旋も行う．
c：腰を回しにくい場合、母指を後ろにして両手を骨盤に当て反対側の母指を押す．
d：骨盤が水平に回旋しているか確認する．
左右交互に 5-6 回行う．

## ④ 座位回旋（座位振り返り）（図 5-20）

●目　的

椎間関節可動域改善効果。

●方　法

- 座位で行う。
- 回旋する側の坐骨に重心を乗せ、後方に両手をつき坐骨を軸に回旋して振り返る。
- 両手とも後方に指先を向けてつく。
- 左右交互に 5-6 回行う。

●ポイント

- 体の軸が横に傾かないように指導する。
- うまく振り向けない場合、振り向く反対側の坐骨を浮かせる。

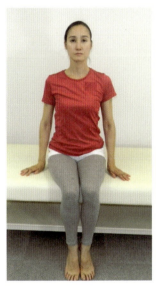
a

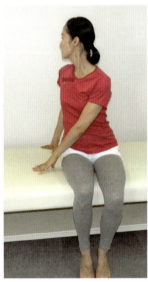
b

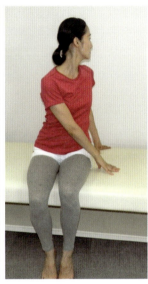
c

図 5-20　座位回旋（座位振り返り）

a：座位で行う．
b：回旋する側の坐骨に重心を乗せ、後方に両手をつき坐骨を軸に回旋して振り返る．
　　お尻の位置を変えないで、手を前に伸ばしていく．両手とも後方に指先を向けてつく．
c：同様に対側への回旋も行う．
左右交互に 5-6 回行う．

## ⑤ 深呼吸（図 5-21）

●目　的

胸郭運動改善効果、胸椎椎間関節可動域改善効果、肋椎関節可動域改善効果。

●方　法

- 座位または立位で行う。
- 腕を前でクロスさせ、胸を小さくして息を吐ききる。
- 胸を大きく広げながら腕を出来るだけ上げる。同時に肋骨と肩甲骨を上げながら息を吸う。
- 胸を反りながら顔は上を向かせる。
- ゆっくり息を吐きながら腕を下ろしていく。
- 背中を丸めながら腕を下ろして、腕を前でクロスさせて胸を小さくして息を吐ききる。
- 5-6 回行う。

●ポイント

- 胸郭の運動を意識しながら行う。
- 呼吸は鼻呼吸を指導する。日頃口呼吸している人には難しいが、口呼吸をしていると口が乾きやすく、感染症にもなりやすい。

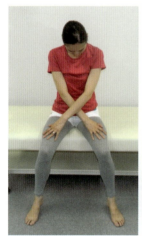
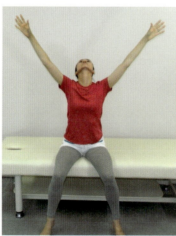
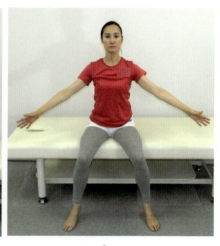

a　　　　　　　　　　　　　b　　　　　　　　　　　　　c

図 5-21　深呼吸

a：座位または立位で行う．腕を前でクロスさせ、胸を小さくして息を吐ききる．
b：胸を大きく広げながら腕を出来るだけ上げる．同時に肋骨と肩甲骨を上げながら息を吸う．
　　胸を反りながら顔は上を向かせる．
c：背中を丸めながら腕を下ろして、腕を前でクロスさせて胸を小さくして息を吐ききる．
5-6 回行う．

## ⑥ 立位体側屈（図 5-22）

●目　的

胸郭運動改善効果、胸椎椎間関節可動域改善効果、肋椎関節可動域改善効果。

●方　法

- 立位で行う。
- 伸ばす反対側の足は、つま先立ち状態にする。
- 伸ばす側に骨盤を押して、伸ばす側の脚と体幹で"く"の字になるようにする。
- さらに腕を倒して体幹を側屈させる。
- 左右交互に 4-5 回行う。

●ポイント

- 体幹で"く"の字をつくることを意識する。

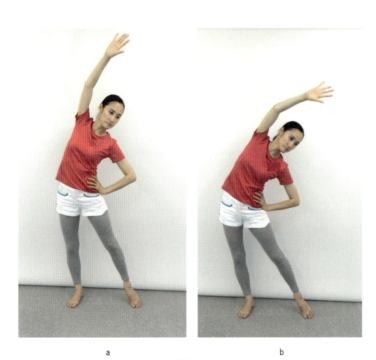

a　　　　　　　　　　b

図 5-22　立位体側屈

a：伸ばす反対側の足はつま先立ち状態にする．
　　伸ばす側に骨盤を反対側の手で押して、伸ばす側の脚と体幹で"く"の字になるようにする．
b：さらに腕を倒して体幹を側屈させる．
　　左右交互に 4-5 回行う．

## ⑦ 肩甲骨引き寄せ（図 5-23）

●目　的

肩甲胸郭関節可動域改善効果。

●方　法

- 座位または立位で行う。
- 肘を伸ばして腕を垂らし、肩甲骨を上げて肩甲骨を上げたまま内に引き寄せる。
- 肩甲骨を挙上しにくい場合、肩甲骨下角に治療者の母指と示指で作ったL字を当てて押し上げてサポートする。
- 上記ができたら、次に頭の後ろで腕を組み、反対の肘を持って後ろに引く。
- 後頭部を前腕に当てるようにして、背中を反らせる。
- 5-6回行う。

●ポイント

- 背中が丸まると効果が出ないため、背すじを伸ばして行う。
- 肩甲骨をうまく動かすことができない人は、肘を動かそうとするので、腕を垂らして肩甲骨を引き寄せることを意識する。

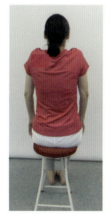 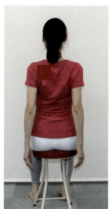 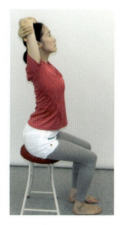

a　　　　　　　　b　　　　　　　　c

図 5-23　肩甲骨引き寄せ

a：座位または立位で行う．
b：肘を伸ばして腕を垂らし、肩甲骨を上げて肩甲骨を上げたまま内に引き寄せる．肩甲骨を挙上しにくい場合、肩甲骨下角に治療者の母指と示指で作ったL字を当てて押し上げてサポートする．
c：上記ができたら、次に頭の後ろで腕を組み、反対の肘を持って後ろに引く．後頭部を前腕に当てるようにして、背中を反らせる．
5-6回行う．

## ⑧ バンザイ体操（図 5-24）

●目　的

胸郭運動改善効果、肩甲胸郭関節可動域改善効果、肋椎関節可動域改善効果。

●方　法

- 座位または、立位で行う。
- 腕を挙上し、さらに肩甲骨を上げて、ゆっくり肩甲骨を下ろす。肩甲骨の挙上、下制を繰り返す。
- できるなら、腕を挙上した状態で肩甲骨の回転、内外転、左右側屈を行う。
- 5-6 回行ったら休憩する。これを 2-4 回行う。

●ポイント

- 肩甲骨を挙上できない人が多い。治療者は母指を外転して母指と示指で L 字を作り、肩甲骨下角に当てて自動介助運動すると動きやすくなる。

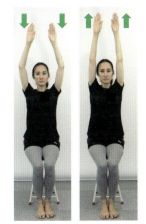
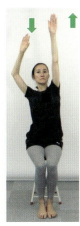
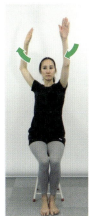
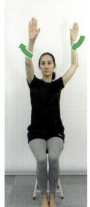

a：肩甲骨の挙上下制　　　　b：肩甲骨の側屈　　　　c：肩甲骨の回転

図 5-24　バンザイ体操

a：腕を挙上し、さらに肩甲骨を上げて、ゆっくり肩甲骨を下ろす。肩甲骨の挙上・下制を繰り返す。
b・c：できるなら、腕を挙上した状態で肩甲骨の回転、内外転、左右側屈を行う。
5-6 回行ったら休憩する。これを 2-4 回行う。

## ⑨ 座位前屈(図 5-25)

●目　的

腰椎椎間関節可動域改善効果。

●方　法

- 座位で行う。
- 手を下腿に滑らせながら足首に到達するまで前屈する。
- さらに前屈し、つま先にタッチする。(患者には"さするように"と説明すると上手にしてくれるのでいつもそう言っている)
- 5-6 回行う。

●ポイント

- 爪切りや靴下着脱に有効な運動となる。

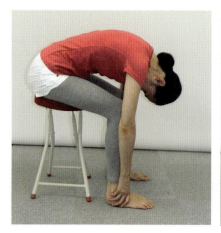
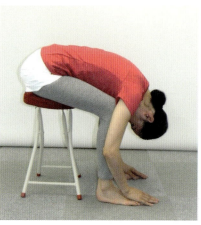

図 5-25　座位前屈

a:手を下腿に滑らせながら足首に到達するまで前屈する.
b:さらに前屈し、つま先にタッチする.
5-6 回行う.

## ⑩ 胸椎屈伸(図 5-26)

●目　的

胸椎椎間関節可動域改善効果。

●方　法

- 座位で行う。
- 掌を下に向けて、腕を前方に伸ばし背中を丸める。
- 次に肘を曲げ、掌を上に向けて背中を反りながら上を向く。
- 5-6 回行う。

●ポイント

- 胸椎が硬い人は、背中を反らす時に、治療者が棘突起を押すと胸椎の動きを引き出すことができる。
- 上位胸椎の動きの悪い人に有効である。

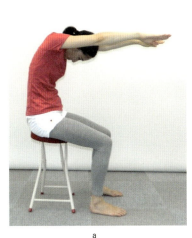
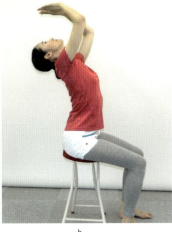

図 5-26　胸椎屈伸

a：掌を下に向けて、腕を前方に伸ばし背中を丸める．
b：次に肘を曲げ、掌を上に向けて背中を反りながら上を向く．
5-6 回行う．

## ⑪ 壁を使う背すじ伸ばし（図 5-27）

● 目　的

腰椎椎間関節可動域改善効果。

● 方　法

- 立位で行う。
- お尻と背中と後頭部を壁につけ、お腹を引っ込めて腰椎部を壁に近づける。
- 5-6 回行う。

● ポイント

- 踵の位置は、壁に背中をつけた時、反りすぎていないと感じる位置で、壁よりやや前方とする。

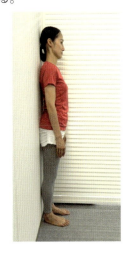

図 5-27　壁を使う背すじ伸ばし

立位で行う．
お尻と背中と後頭部を壁につけ、お腹を引っ込めて腰椎部を壁に近づける．
5-6 回行う．

## ⑫ 大腿内転筋ストレッチ（図 5-28）

### ●目　的
大腿内転筋の柔軟性改善効果。

### ●方　法
- 立位で行う。
- 両足を大きく広げ、片脚の膝を曲げて対側の大腿内転筋（大腿内側の筋肉）をストレッチする。
- 左右とも 5-6 回行う。

### ●ポイント
- 膝蓋骨は、初めは前方に向けて行い、続いて膝蓋骨をやや上方に向けて行う（ストレッチングできる筋肉が変わる）。

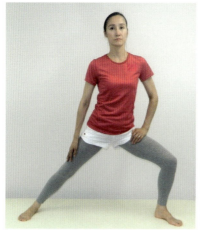 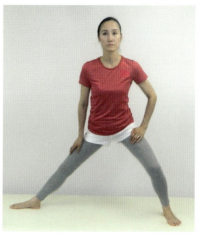

　　a　つま先を前にして行う方法　　　　　b　つま先を外にして行う方法

図 5-28　大腿内転筋ストレッチ

a・b：両足を大きく広げ、片脚の膝を曲げて対側の大腿内転筋（大腿内側の筋肉）をストレッチする．
左右とも 5-6 回行う．

## 3. 筋力トレーニング（体幹を鍛える）

この項目では、主に体幹の筋力改善を目的とした15の体操を紹介する。この中で、患者の状態や状況に合わせ、療法士が適正な運動を選択し行わせて頂けると幸いである。

### ① Hand-knee（図5-29）

●目　的

体幹の筋力改善効果。

●方　法

・四つ這いで行う。腕と脚をクロスして上げる。
　腕と脚を上げた時、骨盤がぶれないように保つことが目的。
・余裕のある人は、肘と膝をついて頭から膝まで一直線の体勢を作って腕と脚を上げる（Elbow-knee）。
・さらに余裕のある人は、肘とつま先をついて頭から膝まで一直線の体勢を作って腕と脚を上げる（Elbow-toe）。
・5-6回行う。

●ポイント

・手と脚を同時に上げて骨盤がふらつく人は、脚だけまたは手腕だけを上げる。
・手や脚を上げることが目的ではない。手や脚を上げて不安定な状況を作り、その状況でも体幹がふらつかないようにすることが目的である。このため、ふらつくようなら難易度を下げ、軽く体幹を支えサポートする。

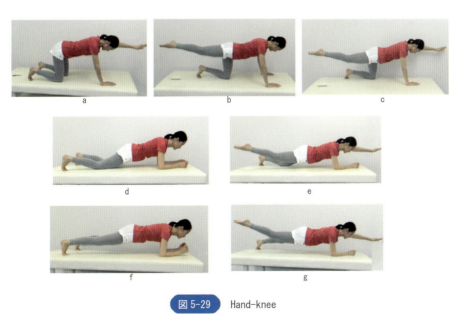

図5-29　Hand-knee

四つ這いで行う．
a b c：腕と脚をクロスして上げる．腕と脚を上げた時、骨盤がぶれないように保つことが目的．
d e：余裕のある人は、肘と膝をついて頭から膝まで一直線の体勢を作って腕と脚を上げる．
f g：さらに余裕のある人は、肘とつま先をついて頭から膝まで一直線の体勢を作って腕と脚を上げる．
5-6回行う．

## ② Back bridge（図 5-30）

●目　的

体幹筋の筋力改善効果。

●方　法

- 背臥位で行う。
- 膝を立て、その状態から胸から膝まで一直線になるようにお尻を上げる（Hip up）。
- 骨盤と膝の位置を変えないで、胸からつま先まで一直線になるように片脚を伸ばして 3-5 秒静止する。
- 骨盤の位置がぶれないように保つことが目的である。
- 3-5 回行う。

●ポイント

- 片脚を上げて、骨盤がぶれる場合、股関節と膝を曲げて行う。
- 脚を上げることができない場合は、Hip up だけでもよい。
- 脚を上げて不安定な状況を作り、その状況でも体幹がふらつかないようにすることが目的である。このため、ふらつくようなら難易度を下げ、軽く体幹を支えサポートする。

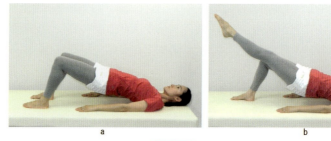

図 5-30　Back bridge

背臥位で行う．
a：膝を立て、その状態から胸から膝まで一直線になるようにお尻を上げる（Hip up）．
b：骨盤と膝の位置を変えないで、胸からつま先まで一直線になるように片脚を伸ばして 3-5 秒静止する．
　骨盤の位置がぶれないように保つことが目的である．
3-5 回行う．

## ③ 腹筋 ex.（図 5-31）

●目　的

腹横筋筋力改善効果。

●方　法

- 背臥位で行う。
- 手をお腹の上に置き、天井を見て頭部と肩を浮かし、息を吐きながらお腹を引っ込めて数秒静止する。
- 5-10 回を 2-4 セット行う。

- 次に、座位または立位で、腕を下垂して親指を外に開きながら脇をしめ背中の肩甲骨を引き寄せ、お腹を引っ込めながら息を吐ききる。その後、"ふっふっふっ"と言いながらさらに息を吐く。
- 5-6回を2-4セット行う。

●ポイント
- はじめの運動では、両側の腸骨を引き寄せるように意識する。
- 臍の下に手を置き、お腹が引っ込んで腹横筋が固くなっているか確認する。
- 2つ目の運動では、腕を下垂して親指を外に開きながら脇を締め、背中の肩甲骨を引き寄せることによって、広背筋、菱形筋、大胸筋も鍛えることができる。
- 顎を引いて臍を見るように行うと頚部痛を引き起こすことがあるので、上を向いて行うように声かけする。

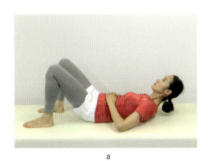
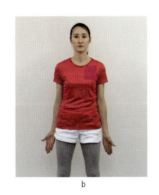

図 5-31　腹筋 ex.

背臥位で行う.
a: 手をお腹の上に置き、天井を見て頭部と肩を浮かし、息を吐きながらお腹を引っ込めて数秒静止する.
5-10回を2-4セット行う.
b: 次に、座位または立位で、腕を下垂して親指を外に開きながら脇をしめ背中の肩甲骨を引き寄せ、お腹を引っ込めながら息を吐ききる. その後、"ふっふっふっ"と言いながらさらに息を吐く.
5-6回を2-4セット行う.

## ④ 背筋 ex.（図 5-32）

●目　的

背筋筋力改善効果。

●方　法
- 伏臥位で行う。
- 胸の下にタオルを置き、顎を引く。
- 腕を体幹に沿わすか腰の後ろに組んだ状態で、背筋を使って顎を引いて数 cm 肩を浮かす。
- できる人は肘を曲げて、掌を耳の横にした状態で顎を引いて肩を浮かす。
- さらに余裕があれば、腕を頭上に伸ばして行う。
- 筋力のない人は手をついて行うが、この場合でも腕の力ではなく背筋力で肩を浮かす。
- 5-6回行う。

●ポイント
・首を反る力を利用して、肩を上げようとすると頸部痛を引き起こす。このため、顎を引いて下を見たまま肩を上げるように指示する。
・背筋が収縮して固くなっているかを触診によって確認する。

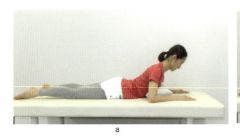
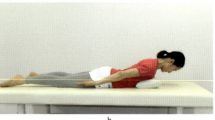
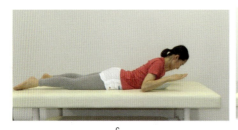
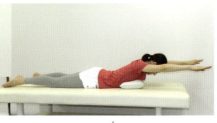

図 5-32　背筋 ex.

伏臥位で行う．
a：胸の下にタオルを置き，顎を引いてうつ伏せになる．
b：腕を体幹に沿わすか腰の後ろに組んだ状態で，背筋を使って顎を引いて数 cm 肩を浮かす．
c：できる人は肘を曲げて，掌を握りこぶしを耳の横にした状態で，顎を引いて肩を浮かす．
d：さらに余裕があれば，腕を頭上に伸ばして行う．
　　筋力のない人は手をついて行うが，この場合でも腕の力ではなく背筋力で肩を浮かす．
5-6 回行う．

## ⑤ 大殿筋 ex.（図 5-33）

●目　的

殿筋筋力改善効果。

●方　法

・伏臥位で行う。
・腰を反らずに膝を 90 度曲げて脚を上げる。
・骨盤が浮き上がる場合は、上げる反対側の手で仙骨を押さえる。
・5-6 回行う。

●ポイント

・踵を天井方向に持ち上げるイメージで行う。
・膝を伸ばして行うと、ハムストリングスと大殿筋が収縮する。
・膝を伸ばした運動が悪いということではない。大殿筋だけを鍛えるために膝を曲げている。
・歩行時には大殿筋とハムストリングスを共に使うので、伸展位で挙上する訓練も有効である。

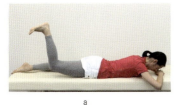 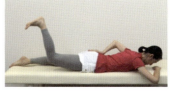 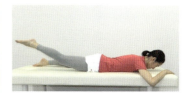

a　　　　　　　　　　b　　　　　　　　　　c

図 5-33　大殿筋 ex.

伏臥位で行う．
a：腰を反らずに膝を 90 度曲げて脚を上げる．
b：骨盤が浮き上がる場合は、上げる反対側の手で仙骨を押さえる．
c：大殿筋とハムストリングスを共に収縮させたいときは、伸展位で挙上する訓練も有効である．
5-6 回行う．

## ⑥ 肛門締め（図 5-34）

● 目　的

骨盤底筋群筋力改善効果。

● 方　法

- 立位で行う。
- 大殿筋と大腿内転筋を収縮させて肛門を締める。
- 太ももを寄せると成功しやすい。
- 5 〜 10 秒静止する。
- 5 〜 6 回行う。

● ポイント

- 骨盤底筋群トレーニングとして有効であり、失禁予防に効果的な運動である。

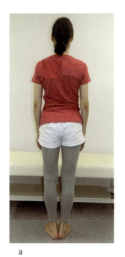 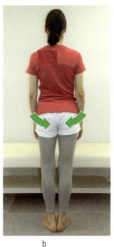

a　　　　　　　　b

図 5-34　肛門締め

立位で行う．
a：大殿筋と大腿内転筋を収縮させて肛門を締める．
b：太ももを寄せると成功しやすい．
5-10 秒静止する．
5-6 回行う．

## ⑦ ヒップアップ足踏み（図 5-35）

●目　的

殿筋群筋力改善効果。

●方　法

・背臥位で行う。
・膝を立てた状態からヒップアップし、左右交互に脚を上げて足踏みをする。

●ポイント

・骨盤の位置が変わらないように注意する。

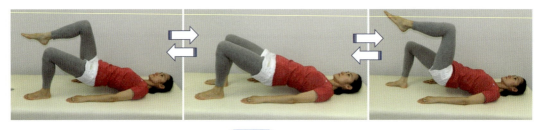

図 5-35　ヒップアップ足踏み

背臥位で行う．
仰向きに寝て膝を立てた状態からヒップアップし、左右交互に脚を上げて足踏みをする．

## ⑧ 座位前後屈（図 5-36）

●目　的

体幹筋群筋力改善効果。

●方　法

・座位で行う。
・背すじを伸ばして体を前屈する。その後、体を後屈する。
・この一連の運動を 5-6 回行う。

●ポイント

・最初、手は大腿に当て、出来るようになったら胸の前で組む。

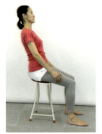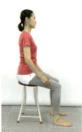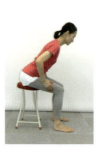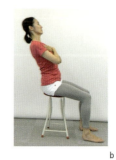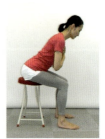

a　　　　　　　　　　　　　　　　　b

図 5-36　座位前後屈

座位で行う．
背すじを伸ばして体を前屈する．その後、体を後屈する．
a：手を大腿に当てたやり方．
b：胸の前で腕を組んだやり方．
この一連の運動を 5-6 回行う．

## ⑨ 臥位腸腰筋 ex.（図 5-37）

● 目　的

腸腰筋筋力改善効果。

● 方　法

・背臥位で行う。
・膝を引き上げ、手で押し返す。
・これを左右 5-6 回行う。

● ポイント

・体幹を屈曲しないように注意して行う。（相反抑制による背筋筋緊張改善効果あり）

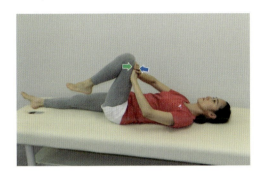

図 5-37　臥位腸腰筋 ex.

背臥位で行う．
膝を引き上げ、手で押し返す．
これを左右 5-6 回行う．

## ⑩ 座位腸腰筋 ex.（図 5-38）

● 目　的

腸腰筋筋力改善効果。

● 方　法

・座位で行う。
・背すじを伸ばし、片膝を持ち上げる。
・できるようになれば、手で大腿を押さえて抵抗負荷をかけて行う。
・これを左右 5-6 回行う。

● ポイント

・上体が後ろに倒れていかないように注意する。

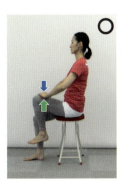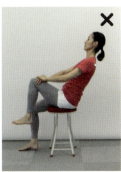

図 5-38　座位腸腰筋 ex.

座位で行う．
背すじを伸ばし、片膝を持ち上げる．
できるようになれば、手で大腿を押さえて抵抗負荷をかけて行う．
これを左右 5-6 回行う．

## ⑪ サイドブリッジ（図 5-39）

●目　的

中殿筋および体幹側屈筋筋力改善効果。

●方　法

・側臥位で行う。
・手と肘をついて腰を浮かせる。
・できれば、その状態で上になった脚を上げ下げする。
・5-6回行う。

●ポイント

・体幹が回旋しないように、まっすぐに保って行う。

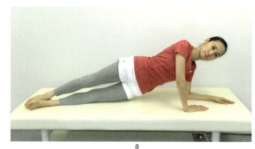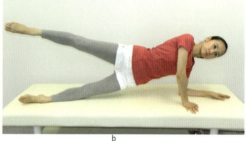

図 5-39　サイドブリッジ

側臥位で行う．
a：手と肘をついて腰を浮かせる．
b：できれば、その状態で上になった脚を上げ下げする．
5-6回行う．

## ⑫ お尻歩き（図 5-40）

●目　的

体幹筋および殿筋部筋力改善効果。

●方　法

・下肢を伸ばした長坐位で行う。
・お尻を交互に動かし前に進む。
・次に、お尻を交互に動かし後ろに戻る。
・5-6回行う。

●ポイント

・上手に進めない人は、手の助けを借りてよい。

3．筋力トレーニング（体幹を鍛える）

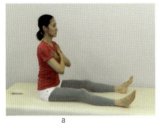 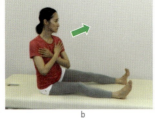 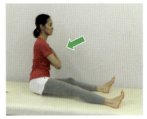

a　　　　　　　　　　　　b　　　　　　　　　　　　c

図 5-40　お尻歩き

a：下肢を伸ばした長坐位で行う．
b：お尻を交互に動かし前に進む．
c：次にお尻を交互に動かし後ろに戻る．これを左右 5-6 回行う．

## ⑬ 壁腕立て伏せ（図 5-41）

### ●目　的
大胸筋筋力改善効果および胸椎伸展可動性改善効果．

### ●方　法
- 立位で行う．
- 背すじを伸ばし、腕を伸ばして両手を壁につく．
- この状態で腕立て伏せをする．
- 10-20 回行う．

### ●ポイント
- 肩甲骨が内側に寄っていることを確認する．
- 余裕があれば、足の位置を壁から遠ざける．

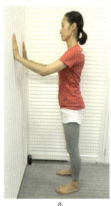 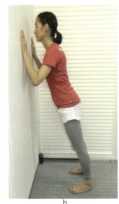

a　　　　　　　　b

図 5-41　壁腕立て伏せ

立位で行う．
a：背すじを伸ばし、腕を伸ばして両手を壁につく．
b：この状態で腕立て伏せをする．
10-20 回行う．

## ⑭ お尻浮かし（図 5-42）

●目　的

腹筋、背筋、大腿四頭筋、前脛骨筋の筋力改善効果。

●方　法

- 座位で行う。
- 骨盤を起こしお腹を引っ込め、良い姿勢にする。
- 頭のてっぺんに糸がついていて、上に引っ張られる感じで真上に伸び上がる。
- この状態で 1-5 秒間静止する。
- 2-5 回行う。
- 静止している時、腹筋、背筋、大腿四頭筋、前脛骨筋の収縮を確認する。

●ポイント

- 人は、立ち上がろうとするときに、誰かが自分のおでこに指 1 本当てるだけで立ち上がれない。それは、前方に重心移動しないと立ち上がることができないからである。お尻浮かしは、おでこに指を当てられた状態で、立とうとしても立てない状況と一緒であり、立ち上がってはいけない。

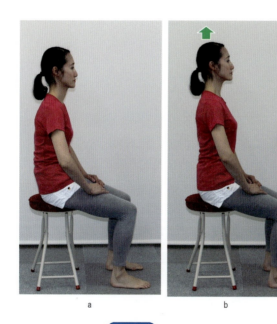

図 5-42　お尻浮かし

a：坐位で行う．
b：頭のてっぺんに糸がついていて、上に引っ張られる感じで真上に伸び上がる．
　　この状態で 1-5 秒間静止する．
2-5 回行う．

## ⑮ 中殿筋 ex.（図 5-43）

●目　的

中殿筋および体幹側屈筋筋力改善効果。

●方　法

・側臥位で行う。
・上にある下肢を膝を伸ばしたまま上に挙げる。
・5-6 回行う。

●ポイント

・股関節を屈曲させず、真横に上がるように注意する。
・また股関節を外旋する代償も多いので、つま先が上を向かないように注意する。

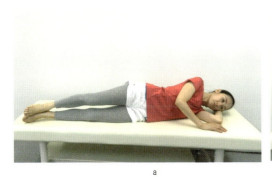
a

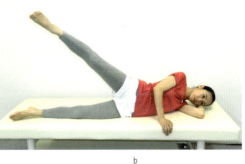
b

図 5-43　中殿筋 ex.

a：側臥位で行う．
b：上にある下肢を膝を伸ばしたまま上に挙げる．
5-6 回行う．

## 4. 筋力トレーニング（下肢を鍛える）

　この項目では、主に下肢の筋力改善を目的とした 8 つの体操を紹介する。この中で、患者の状態や状況に合わせ、療法士が適正な運動を選択し行わせて頂けると幸いである。

### ① 椅子スクワット（図 5-44）

●目　的

　大腿四頭筋、ハムストリングス、大殿筋、腸腰筋の筋力改善効果。

●方　法

- 座位から行う。
- 背すじを伸ばし、手を股関節の前に置く。
- 手を膝の方に滑らせながら股関節を曲げていくと、お尻が少し浮き上がるので、その時に立ち上がる。
- 背すじを伸ばしたままお尻を後ろに引きながら、ゆっくりと座る。この時も手は大腿の上を滑らせる。
- 5-10 回を 2-4 セット行う。

●ポイント

- 膝がつま先より前に出ないようにする。
- 脚力が乏しい人は、テーブルに手をついてスクワットする。
- 股関節の屈曲角度を小さくするほど負荷が増すので、その人の筋力に応じて指導する。
- 出来る人は、椅子に触れたら立ち上がる。さらにできる人は、椅子なしで行う。
- 不安定な人が自宅で行う場合は、テーブルに向かって座り、手をついた状態で行う。
- 運動レベルが高い人は、椅子の無い状態でスクワットを行い、レベルに応じて使い分けをすると良い。

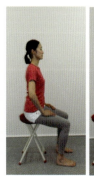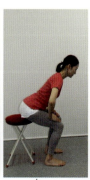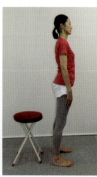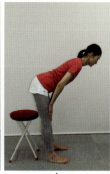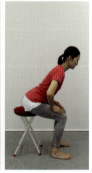

a　　　　　b　　　　　c　　　　　d　　　　　e

図 5-44　椅子スクワット

座位から行う．
a: 背すじを伸ばし，手を股関節股関節の前に置く．
b・c: 手を膝の方に滑らせながら股関節を曲げていくと、お尻が少し浮き上がるので、その時に立ち上がる．
d・e: 背すじを伸ばしたままお尻を後ろに引きながら、ゆっくりと座る．この時も手は大腿の上を滑らせる．
5-10 回を 2-4 セット行う．

## 4. 筋力トレーニング（下肢を鍛える）

　この項目では、主に下肢の筋力改善を目的とした8つの体操を紹介する。この中で、患者の状態や状況に合わせ、療法士が適正な運動を選択し行わせて頂けると幸いである。

### ① スクワット（図 5-44）

●目　的

　大腿四頭筋、ハムストリングス、大殿筋、腸腰筋の筋力改善効果。

●方　法

- 立位から行う。
- 背すじを伸ばし、膝がつま先より出ないようにおしりを後ろに引いて腰を下ろす。
- 図 5-44 のように、患者のレベルに合わせて行う。
- 5-10 回を 2-4 セット行う。

●ポイント

- 膝がつま先より前に出ないようにする。
- 基本は、図 5-44c の膝蓋付近に手を着いて頭の位置が膝より前にしたスクワットで行う。
- 脚力が乏しい人や不安定な人は、テーブルに手をついてスクワットする（図 5-44e, f）。
- 運動レベルが高い人は、椅子の無い状態でスクワットを行い、レベルに応じて使い分けをすると良い。
- 股関節の屈曲角度を小さくするほど負荷が増すので、その人の筋力に応じて指導する。

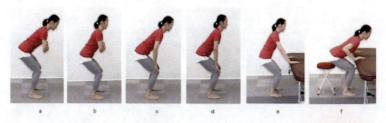

図 5-44　スクワット

立位から行う。
a：腕を組んでのスクワットで、頭の位置が膝より前
b：腕を組んでのスクワットで、頭が膝の位置　難易度が上がる
c：手を膝蓋上付近に着いたスクワットで、頭の位置が膝より前
d：手を膝蓋上付近に着いたスクワットで、頭が膝の位置
e：テーブルに手を着いてのスクワット
f：テーブルと椅子を設置し、テーブルに手を着いて行うスクワット
5-10 回を 2-4 セット行う。

**追加 スクワット（椅子なし）** 状態や状況に合わせ、選択いただくと幸いである。

## ② つま先立ち(図5-45)

●目　的

下腿三頭筋筋力改善効果。

●方　法

- 立位で行う。
- 内腿を締め、お尻を引き締めて、お腹を引っ込める。
- 背すじを伸ばして、上に引っ張られるイメージで踵を上げて2-3秒止める。

●ポイント

- 左右の踵の内側を付けて、離れないようする。
- 体の軸が前方や後方にずれないように注意する。
- 不安定な人は、テーブルや壁に指または手をついて行う。
- つま先立ちした時に膝がぶれると膝関節に負担がかかる。このため膝痛のある場合、指か手をついて膝がぶれないように指示する。
- 内腿を締めお尻を引き締めて、お腹を引っ込めた状態から力を抜いて緩んだ状態を体験して頂くと体幹に力が入っていないと如何に不安定な状態かわかって頂ける。
- 内腿を締めお尻を引き締めて、お腹を引っ込めた状態から力を抜いて緩んだ状態を体験して頂くと体幹に力が入っていないと如何に不安定な状態かわかって頂ける。

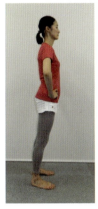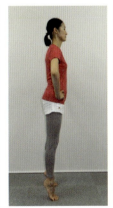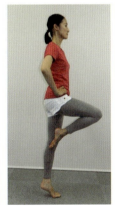

図5-45　つま先立ち

立位で行う．
内腿を締め、お尻を引き締めて、お腹を引っ込める．
背すじを伸ばして、上に引っ張られるイメージで踵を上げて2-3秒止める．

### ③ 腿上げ（図 5-46）

●目　的

腸腰筋、ハムストリング筋力改善効果。

●方　法

- 立位で行う。
- テーブルに手をついて、足の位置をやや後ろにして体を斜めにして背すじを伸ばす。
- この状態で、腿を高く上げて膝をできるだけ曲げる。
- この運動を足踏みのように左右交互に行う。
- 1分間行う。

●ポイント

- 腿をしっかり挙げて行うと、腸腰筋、ハムストリングを中心に全身の筋トレになる。
- 膝関節のこわばりがとれて膝痛が楽になる。

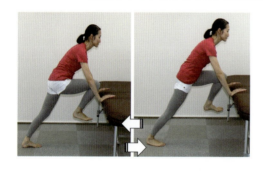

図 5-46　腿上げ
立位で行う．
テーブルに手をついて、足の位置をやや後ろにして体を斜めにして背すじを伸ばす．
この状態で、腿を高く上げて膝をできるだけ曲げる．
この運動を足踏みのように左右交互に行う．
1分間行う．

### ④ フロントランジ（図 5-47）

●目　的

大腿四頭筋および大臀筋筋力改善効果。

●方　法

- 立位で行う。
- 片脚をゆっくり大きく前に踏み出す。
- 大腿が水平になるくらいまで腰を深く下げて、元に戻る。
- 5-6 回行う。

●ポイント

- 重心は、両足の間におく。
- 足を前後に開いた状態でのスクワットである。
- 脚力が乏しい場合、歩幅を狭くし、脚力がついてきたら広くしていく。
- ふらつく人には、治療者が胸と背中に手を当ててバランスをとってあげる。
- 自宅で行う場合は、テーブルの横に位置し、バランスを崩した場合いつでも手を付ける状態で行う。不安定な場合、テーブルに手をついて手の位置は腰の横のまま擦りながらランジをする。

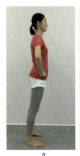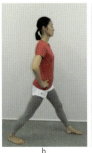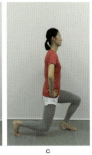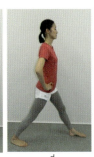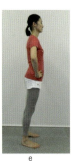

図 5-47　フロントランジ
a：立位で行う．
b・c：片脚をゆっくり大きく前に踏み出す．
d・e：大腿が水平になるくらいまで腰を深く下げて、元に戻る．
5-6 回行う．

## ⑤ ボールはさみ（内転筋）（図 5-48）

● 目　的

内転筋筋力改善効果。

● 方　法

・背臥位で行う。
・足首にボールを挟んで、つま先が内に入らないようにボールを内果で押し付ける。
・5-6 回行う。

● ポイント

・膝にボールを挟んで締めた時には内転筋の筋収縮が乏しいが、足首に挟んだ方が収縮しやすい。大腿内転筋が固くなっているか確認する。
・X 脚の人は、ボールを膝にはさむ。

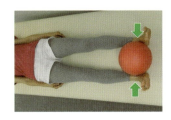

図 5-48　ボールはさみ（大腿内転筋）

背臥位で行う．
足首にボールを挟んで、つま先が内に入らないようにボールを内果で押し付ける．
5-6 回行う．

## ⑥ 踵歩き（図 5-49）

● 目　的

前脛骨筋筋力改善効果。

● 方　法

・立位で行う。
・背すじを伸ばし、つま先を上げて踵で数歩歩く。
・5-6 回行う。

● ポイント

・お尻が後ろに出っ張らないように注意する。

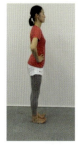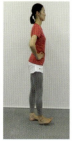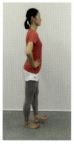

図 5-49　踵歩き

立位で行う．
背すじを伸ばし，つま先を上げて踵で数歩歩く．
5-6 回行う．

### ⑦ 膝伸展（図 5-50）

●目　的

大腿四頭筋筋力改善効果。

●方　法

・座位で行う。
・膝を伸展し伸ばしきる。できれば、足首に 1-4kg の重りをつけて行う。
・5-10 回を 1 セットとして、2-4 セット行う。

●ポイント

・大腿四頭筋（大腿の前の筋肉）が固くなっているか確認する。

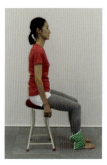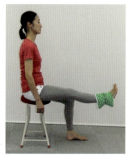

図 5-50　膝伸展

座位で行う．
膝を伸展し伸ばしきる．
できれば，足首に 1-4 kg の重りをつけて行う．
5-10 回を 1 セットとして，2-4 セット行う．

### ⑧ 片脚立ち上がり（図 5-51）

●目　的

大腿四頭筋筋力改善効果。

●方　法

・座位から行う。
・片足を床から離し、上体を前傾させ、内腿とお尻を締めて、片脚で立ち上がる。
・数回繰り返す。

●ポイント

・ふらつく場合はどこかに手をついて行う。
・背すじ伸ばしたまま上体を前傾させ、重心を足の上に乗せてから立ち上がる。
　自宅で行う場合は、テーブルの横に位置し、バランスを崩した場合いつでも手を付ける状態で行う。

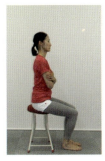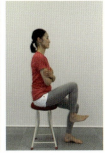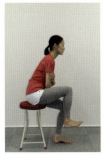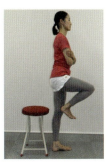

a b

図 5-51 片脚立ち上がり

a:座位から行う.
b:片足を床から離し、片脚で立ち上がる.
数回繰り返す.

## ⑨ しゃがみこみ立ち上がり（図 5-52）

●目 的

腸腰筋、大腿四頭筋、前脛骨筋筋力改善効果。

●方 法

- 立位から始める。
- 右足を後に引き、背すじをまっすぐにしたまま右膝を床に付ける。
- 背すじをまっすぐ伸ばしたまま立ち上がる。
- できたら、しゃがんで続いてクラウチングスタート態勢になり、そこから戻り立ち上がる。
- 左右交互に繰り返す。
- 5-10回行う。

●ポイント

- 前にした足の中心に重心をおくと下肢が安定する。
- しゃがみこみ動作を上手にできると、下のものを取りやすくなる。

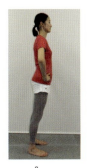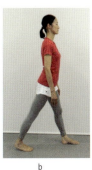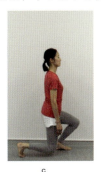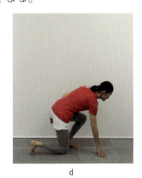

a b c d

図 5-52 しゃがみこみ立ち上がり

a:立位から始める.
b・c:右足を後に引き、背すじをまっすぐにしたまま右膝を床に付ける.
　　背すじをまっすぐ伸ばしたまま立ち上がる.
d:できたら、しゃがんで続いてクラウチングスタート態勢になりそこから戻り立ち上がる.
左右交互に繰り返す.5-10回行う.

## 5. バランス訓練

　この項目では、主にバランス能力改善を目的とした5つの体操を紹介する。この中で、患者の状態や状況に合わせ、療法士が適正な運動を選択し行わせて頂けると幸いである。

### ① 片脚立ち：静的バランス訓練（図5-53）

●目　的

　静的バランスの改善効果。

●方　法

・立位で行う。
・手を腰に当て片脚で立つ。60秒を目標にする。
・バランスを崩し、足がついたら、また足を上げて再開する。
・5-6回行う。

●ポイント

・片脚の足底中央上に重心を乗せることがバランスをうまく取る上で重要である。
・ふらつく場合は、腕を横に挙げてバランスをとる。
・それでもできない場合は、指を1本ついてもよい。
・指を1本ついてもでもふらつく場合は、手をついて行う。
・内腿を締めお尻を引き締めて、お腹を引っ込めてから片脚を上げる。

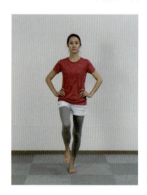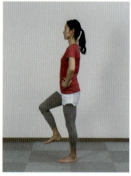

図5-53　片脚立ち：静的バランス訓練

立位で行う．
手を腰に当て片脚で立つ．60秒を目標にする．
バランスを崩し、足がついたら、また足を上げて再開する．
5-6回行う．

### ② 重心移動：動的バランス訓練（図5-54）

●目　的

　動的バランスの改善効果。

●方　法

・立位で行う。
・片脚を前方に出すと同時に、出した足の上に重心を移動していく。（図5-53-①）
・つま先は、まっすぐ進行方向に向け、視線は、前方を見据える。
・膝は、つま先と同じ方向にする。

- 次に、後ろの足に重心を移動していく。
- 後方移動の場合、後ろに出した脚に重心を移動し、視線は床の上。上を向くと後方に転倒しやすくなる。
- 5-6回行う。
- 左右移動の場合、一歩横に出した足に重心をのせる。(図 5-54-②)
- 出した足と反対側に首を傾けると安定する。
- 5-6回行う。

●ポイント
- 高齢者は、歩行時に一歩足を前に出しても重心が後ろ足に残っているため、歩行速度が遅い。
- 重心を素早く前方の足に移動するこの訓練で歩行速度を改善する効果がある。
- 歩行速度が遅い高齢者では、一歩足を出すが重心は後ろ足に残ったままで、前に脚が接地してからおもむろに重心を前方に移動していく。

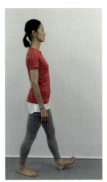 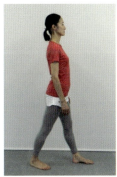 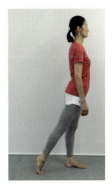

図 5-54　①重心前方移動：動的バランス訓練

立位で行う．
片脚を前方に出すと同時に、出した足の上に重心を移動していく．つま先は、まっすぐ進行方向に向ける．視線は、前方を見据える．膝は、つま先と同じ方向にする．
次に、後ろの足に重心を移動していく．後方移動の場合、後ろに出した脚に重心を移動し、視線は床の上．上を向くと後方に転倒しやすくなる．
5-6回行う．

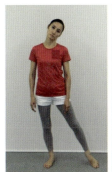 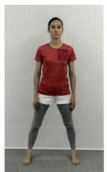 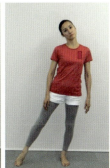

②重心移動：動的バランス訓練（矢状面移動）

立位で行う．
左右移動の場合、一歩横に出した足に重心をのせる．
出した足と反対側に首を傾けると安定する．
5-6回行う．

### ③ 相撲の仕切り（図 5-55）

●目　的

動的バランスの改善効果。

●方　法

・座位で行う。
・椅子に座った状態から背すじを伸ばしたまま前傾し、肘を膝の上につける。
・お尻を浮かせながら、肘を膝から離して両手の小指側を床につけ、仕切り状態を作ってバランスをとる。
・数秒間静止後、ゆっくりとお尻を椅子に戻す。
・5-6 回行う。

●ポイント

・余裕のある人は、椅子を使わずに腰を大腿が水平になるまで落として、肘を膝の上につけてから行う。

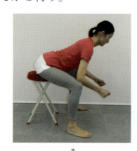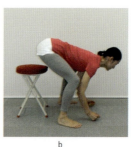

a　　　　　b

図 5-55　相撲の仕切り

座位で行う．
a：椅子に座った状態から背すじを伸ばしたまま前傾し、肘を膝の上につける．
b：お尻を浮かせながら、肘を膝から離して両手の小指側を床につけ、仕切り状態を作ってバランスをとる．
　　数秒間静止後、ゆっくりとお尻を椅子に戻す．

### ④ 四股踏み：動的バランス訓練（図 5-56）

●目　的

動的バランスの改善効果。

●方　法

・立位で行う。
・両足を肩幅より広げて立つ（広げるほど難易度が増す）。
・片脚を上げて、支持側の足の上に重心を乗せてバランスを取り、1 秒静止する。
・お尻を後ろに引きながら、腰を下ろして、腰を低くするほど難易度が増す。
・これを左右繰り返して、5-10 回行う。

●ポイント

・左右の足の上に重心を素早く移動させることで、動作時にバランスを取る練習となる。

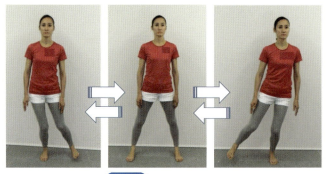

図 5-56　四股踏み：動的バランス訓練

両足を肩幅より広げて立つ（広げるほど難易度が増す）．
片脚を上げて，支持側の足の上に重心を乗せてバランスを取り，1 秒静止する．
お尻を後ろに引きながら，腰を下ろして，腰を低くするほど難易度が増す．
これを左右繰り返して，5-10 回行う．

## ⑤ つま先前傾（図 5-57）

### ●目　的
動的バランスの改善効果。

### ●方　法
・立位で行う。
・背すじを伸ばして 踵はつけたまま，体を前傾させてつま先に重心を移す．
・スキージャンプ飛行のような姿勢をイメージする．
・5-10 秒静止を 3-5 回繰り返す．

### ●ポイント
・高齢者の足指は，浮き上がっているか曲がっていることが多く，足指の腹に足圧がかかっていない．
　この動作によって足指の腹で踏ん張る練習をする．
・足指が曲がっている場合，伸ばしてあげて足指の腹で踏ん張れるようにする．

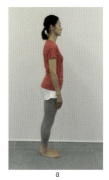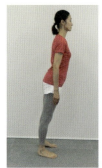

a　　　　　b

図 5-57　つま先前傾

立位で行う．
a: 背すじを伸ばして踵はつけたまま，体を前傾させてつま先に重心を移す．
b: スキージャンプ飛行のような姿勢をイメージする．
5-10 秒静止を 3-5 回繰り返す．

## 6．筋持久力トレーニング

　この項目では、主に筋持久力改善を目的とした6つの体操を紹介する。この中で、患者の状態や状況に合わせ、療法士が適正な運動を選択し行わせて頂けると幸いである。

### ① 足踏み（図5-58）

●目　的
下半身および下部体幹の筋持久力改善効果。

●方　法
・立位で行う。
・その場で、足踏みをする。
・足の高さ、ピッチは自分のレベルに合わせる。
・5分以上行う。

●ポイント
・足を高くしたり、ピッチを速めたりすると難易度が増す。
・持久力をつけるためには、5分以上楽なペースで運動を行う。
・疲れたらペースを落としてでも5分間動き続けることが目的である。

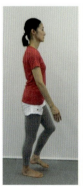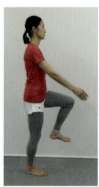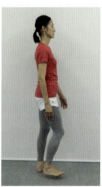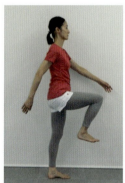

図5-58　足踏み

立位で行う．
その場で、足踏みをする．
足の高さ、ピッチは自分のレベルに合わせる．
5分以上行う．

## ② 踏み台昇降（図 5-59）

●目　的

　下半身および下部体幹の筋持久力改善効果。

●方　法

- 立位で行う。
- 本人の体力に合わせ、10cm、20cm、30cm の踏み台を上り下りする。
- 5 分以上できる楽なペースで行う。

●ポイント

- 上り下りしている時、つま先と膝の向きが一致しているか確認する。
- 台を上る時、下りる時に、膝が動揺しないか確認する。
- 階段昇降で膝痛を訴える場合、治療者が両手で痛む膝を挟んで動揺しないようにすると痛みが軽減する。
- 台を下りる時、上に残っている脚に下の足が接地するまで力が入っているか確認する。
- 上に残っている脚で最後まで踏ん張れない場合、重力で落下するために膝の衝撃が大きくなり痛みを生じる。音を立てないようそっと接地するように指示する。

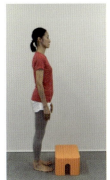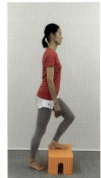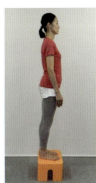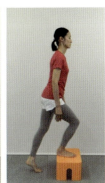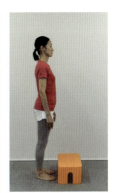

図 5-59　踏み台昇降

立位で行う．
本人の体力に合わせ、10cm、20cm、30cm の踏み台を上り下りする．
5 分以上できる楽なペースで行う．

### ③ 高速足踏み（図 5-60）

●目　的

下半身および下部体幹の速筋持久力改善効果。

●方　法

・立位で行う。
・俊敏性を鍛えるために、できるだけ速い足踏み 5 秒、ゆっくり 5 秒を繰り返す。
・3-6 回行う。

●ポイント

・足は少し上げるだけでよい。

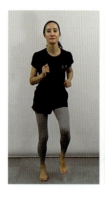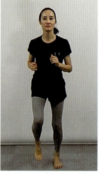

図 5-60　高速足踏み

立位で行う．
俊敏性を鍛えるために、できるだけ速い足踏み 5 秒、ゆっくり 5 秒を繰り返す．
5-6 回行う．

### ④ 高速腕振り（図 5-61）

●目　的

・上半身および上部体幹の速筋持久力改善効果。

●方　法

・立位および座位で行う。
・できるだけ早く腕振りを 5 秒間続け、ゆっくり 5 秒間振ってまた速く振るを繰り返す。
・3-5 回行う。

●ポイント

・体幹の軸を意識し、上体がぶれないように注意する。

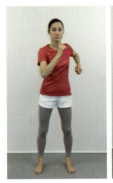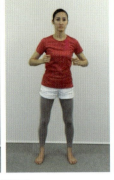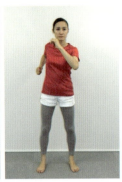

図 5-61　高速腕振り

立位および座位で行う．
できるだけ早く腕振りを 5 秒間続け，ゆっくり 5 秒間振ってまた速く振るを繰り返す．
3-5 回行う．

## ⑤ ボクササイズ（図 5-62）

●目　的

上半身および上部体幹の筋持久力改善効果。

●方　法

- 立位および座位で行う。
- ボクシングのストレート、フック、アッパーの動作を全身使いながらゆっくり繰り返す。
- 5-6 回行う。

●ポイント

- 体幹の軸を意識し、上体がぶれないように注意する。

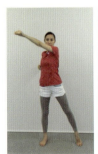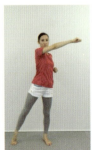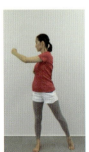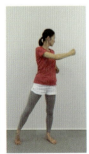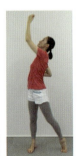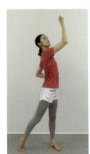

　　　ストレート　　　　　　　フック　　　　　　　アッパー

図 5-62　ボクササイズ

立位および座位で行う．
ボクシングのストレート、フック、アッパーの動作を全身使いながらゆっくり繰り返す．

## ⑥ 4泳法（図 5-63）

●目　的

　上半身および上部体幹の筋持久力改善効果。

●方　法

- 立位で行う。
- クロール、平泳ぎ、背泳、バタフライの動作を全身使いながらゆっくり繰り返す。
- 3-5 回行う。

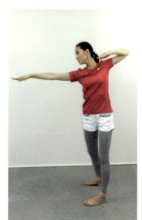
クロール

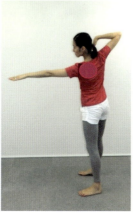
平泳ぎ

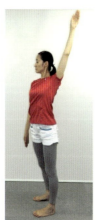
背泳

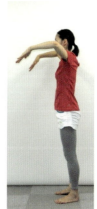
バタフライ

図 5-63　4泳法

立位で行う．
クロール、平泳ぎ、背泳、バタフライの動作を全身使いながらゆっくり繰り返す．
3-5 回行う．

## 7. 日常生活動作訓練

### ① 立ち座り（図 5-64）

●目　的

　立ち上がり動作改善効果。

●方　法

・座位から行う。

・背すじを伸ばしたまま上体を前傾して、上体の重心を脛の前に移動させ、そのまま膝を伸ばして立ち上がる。

・5-6 回行う。

●ポイント

・手は、大腿前面を擦りながら動かすと立ち上がりやすい。

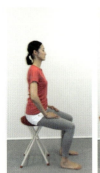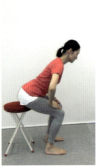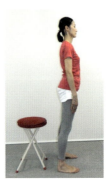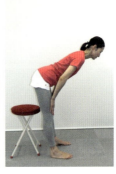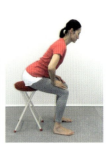

図 5-64　立ち座り

座位から行う．
背すじを伸ばしたまま上体を前傾して、上体の重心を脛の前に移動させ、
そのまま膝を伸ばして立ち上がる．
5-6 回行う．

### ② しゃがみこみ（図 5-65）

●目　的

　抗重力動作改善効果。

●方　法

・立位から行う。

・右足を後に引き、背すじをまっすぐにしたまま股関節、膝を曲げてお尻を下ろし、右膝を床に着く。

・5-6 回行う。

●ポイント

・お尻は少し後ろに引くとやりやすい。

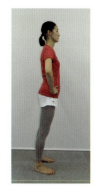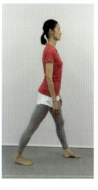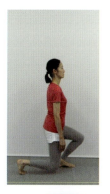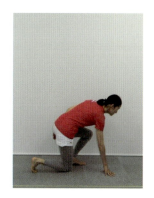

図 5-65　しゃがみこみ

立位から行う．
右足を後に引き，背すじをまっすぐにしたまま股関節，膝を曲げてお尻を下ろし，右膝を床に着く．
5-6 回行う．

## ③ 寝返り（図 5-66）

●目　的

寝返り動作改善効果．

●方　法

・臥位で行う．
・体を丸太の様に肩，腰，膝を同時に一緒に動かして行う．
・5-6 回行う．

●ポイント

・動きにくい場合は，仰臥位から片腕を真っ直ぐ上方に上げて肩を浮かせて，寝返る方向に上げた腕を倒しながら，上げた側の骨盤を浮かせて回旋させる．
・寝返りの際，向く方の膝に反対側の膝を近づけながら上体を回旋させるとやりやすくなる．

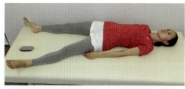
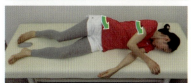
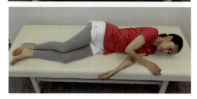

図 5-66　寝返り

臥位で行う．
体を丸太の様に肩，腰，膝を同時に一緒に動かして行う．
5-6 回行う．

## ④ 起き上がり（図 5-67）

●目　的

起き上がり動作改善効果。

●方　法

- 臥位から行う。
- 側臥位になり、踵をベッドの端から少し出して、下の掌を上に向けて大腿の下に入れる。
- 上の手は下の肘付近に付いて、下の肘を曲げると同時に上の腕を伸ばして体を起こしていく。
- 上の腕が伸びた時に下の掌を返す。
- この時、脊椎はまっすぐのまま体を起こす。
- 横になる時はこの動作の逆を行う。
- 5-6 回行う。

●ポイント

- 上の腕を伸ばして体を起こす際、掌にしっかり体重を乗せると上体を起こしやすい。
- 腰痛がひどくて起き上がりが困難な場合でも、この方法なら痛み少なく起き上がりやすい。

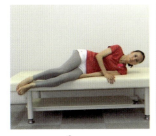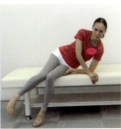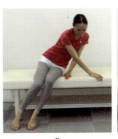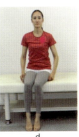

a　　　　　　　　　b　　　　　　　　　c　　　　　　　　　d

図 5-67　起き上がり

a: 臥位から行う．
　 側臥位になり、踵をベッドの端から少し出して、下の掌を上に向けて大腿の下に入れる．
b: 上の手は下の肘付近に付いて、下の肘を曲げると同時に上の腕を伸ばして体を起こしていく．
c: 上の腕が伸びた時に下の掌を返す．
d: この時、脊椎はまっすぐのまま体を起こす．横になる時はこの動作の逆を行う．
5-6 回行う．

### ⑤ 方向転換（図 5-68）

●目　的

方向転換時の安定性改善効果。

●方　法

- 立位から行う。
- 方向転換する地点を内側の足で一歩踏み出す。
- 外側の足をさらに一歩前に出す。
- 方向転換する側の足を、踵の位置は変えずに、進む方向に 90 度向きを変える。
- 外側の足を進む方向に向け一歩踏み出す。
- 5-6 回行う。

●ポイント

- 進む方向に 90 度足の向きを変えることで、両脚をクロスさせないことが重要で、転棟防止になる。

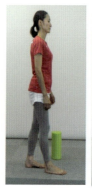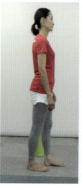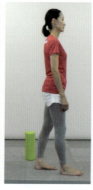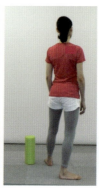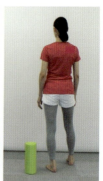

図 5-68　方向転換

立位から行う．
方向転換する地点を内側の足で一歩踏み出す．
外側の足をさらに一歩前に出す．
方向転換する側の足を、踵の位置は変えずに、進む方向に 90 度向きを変える．
外側の足を進む方向に向け一歩踏み出す．
5-6 回行う．

●転倒しにくい方向転換

> ある老人ホームにおいて、入居者がどのような状況で転倒したのかを施設内にある監視カメラの映像を分析した結果、一番多かったのが、向きを変える時であったという報告があります。向きを変える時に下肢がクロスしてバランスを崩して転倒するのです。
> 転倒しにくい方向転換を訓練することによって、転倒機会を減らすことができます。

## ⑥ 歩行（屈曲歩き）（図 5-69）

●目　的

歩行動作の安定性改善効果。

●方　法

- 立位から行う。
- 片脚を上げて前方に出すと同時に、骨盤を前方に移動させて前に足をつく。
- この時、踵から接地せず、足の裏全体でつくイメージを持つ。
- 足がつく時に膝を軽く曲げて衝撃を吸収する。
- 接地後、膝蓋骨を前方に進める。
- 5-6 回行う。

●ポイント

- 下肢接地時、膝が伸び切っていると膝にかかる負担が大きくなる。
- ジャンプして着地する場合に、膝を伸ばしたまま踵から着地すると踵だけでなく膝、腰、脳天に衝撃が走る。着地する瞬間に膝を軽く曲げると衝撃を軽減できる。

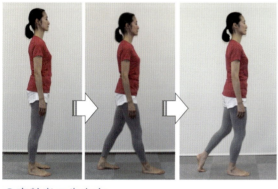

図 5-69　歩行（屈曲歩き）

立位から行う．
片脚を上げて前方に出すと同時に、骨盤を前方に移動させて前に足をつく．
この時、踵から接地せず、足の裏全体でつくイメージを持つ．
足がつく時に膝を軽く曲げて衝撃を吸収する．
接地後、膝蓋骨を前方に進める．
5-6 回行う．

● 高齢者の歩き方

　高齢者の歩き方は、足を前に一歩踏み出しても重心が後ろに残ったままで、膝や足首の動きも少なく、歩幅が狭く、踵重心になっています。

　一般的なウォーキング指導の際、下肢を伸展させ踵接地を推奨していますが、高齢者の場合は、踵接地を意識し過ぎると踵で踏ん張ってブレーキがかかり腰や膝に負担が大きくなります。

　衝撃を吸収するために接地時に膝を少し曲げると膝や腰に負担が少なくなります。接地後，膝蓋骨部を前方に進めて重心を前方に移動させると、重心移動しやすくなります。

　このため下記のような歩き方を筆者は勧めています。

●ポイント

- 片脚を上げて 1-2 足先に接地し、接地した足の上に上体を移動させる。
- 後ろ足は支点として、地面を蹴らない。
- 足の裏全体をつけるイメージで接地する。
- 重心を前方に移すように腕を前方に振る。
- 歩く姿勢は、お腹を引っ込め、胸を広げ、まっすぐ前を見ると美しくなる。

## 8. 病院や施設、自宅でできるプラン例

### ① 施設での 1-2 時間プログラム

A→B→C の順に強度が上がっている。対象者のレベルごとに運動を選択する。また A、B、C の各運動は、A1、A2、A3、A4 というように分かれているが、これは運動を施行しやすいように肢位ごとに分類されている。

例えば、A1、A2 は背臥位でできる運動、A3 は座位及び立位でできる運動、A4 は立位でできる運動でまとめられている。

それぞれ 15 分のプログラムであり、適時休憩を入れながら順に行っていくとよい。

**A1** のびのび体操、頭ブリッジ、膝屈伸、天井歩き、オーバーヘッドキック

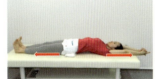
のびのび体操（P.43）

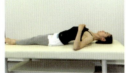
頭ブリッジ（P.44）

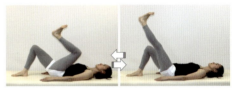
胸引き寄せ膝屈伸（P.45）

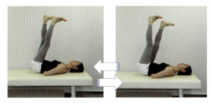
天井歩き（P.46）

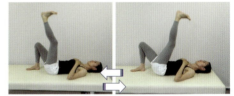
オーバーヘッドキック（P.47）

**A2** うつぶせ腕立て伏せ、大殿筋 ex.、臥位体回旋、Back bridge、腹筋① ex.

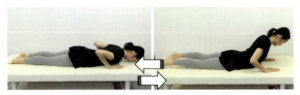
うつぶせ腕立て伏せ

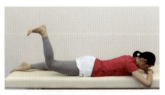
大殿筋 ex.（P.72）

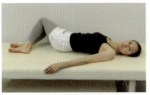
臥位体回旋（P.51）

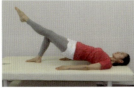
Back bridge（P.70）

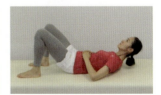
腹筋① ex.（P.71）

7．日常生活動作訓練

## A3 座位体回旋、バンザイ体操、つま先立ち、スクワット、片脚立ち上がり

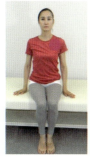
座位体回旋（P.61）

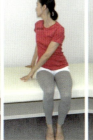

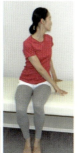

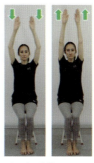
バンザイ体操（P.65）

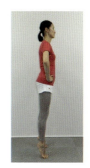
つま先立ち（P.81）

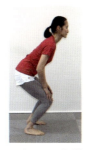
スクワット（P.80）

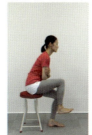

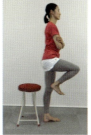
片脚立ち（P.84）

## A4 重心前方移動、高速腕振り、足踏み、屈曲歩き

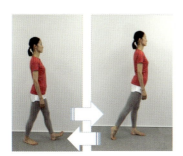
重心前方移動（P.86）

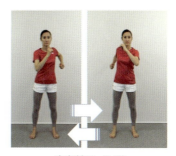
高速腕振り（P.92）

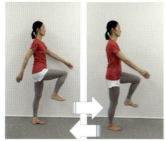
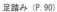
足踏み（P.90）

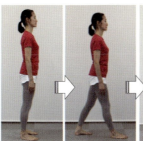
屈曲歩き（P.99）

## B1 のびのび体操、頭ブリッジ、膝屈伸、天井歩き、オーバーヘッドキック

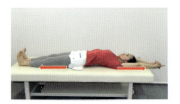
のびのび体操（P.43）

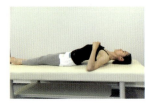
頭ブリッジ（P.44）

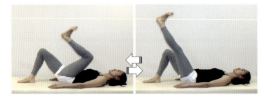
胸引き寄せ膝屈伸（P.45）

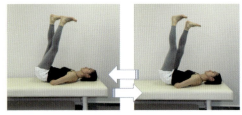
天井歩き（P.46）

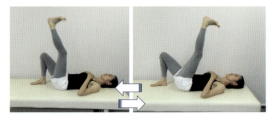
オーバーヘッドキック（P.47）

## B2 背中反らし、座位体回旋、背筋 ex.、Hand-knee

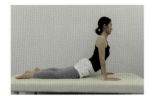
背中反らし（P.50）

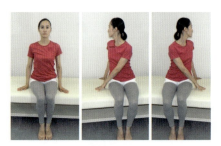
座位体回旋（P.61）

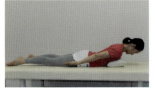
背筋 ex.（P.72）

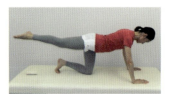
Hand-knee（P.69）

## B3 つま先前傾、腹筋② ex.、スクワット、片脚立ち、重心前方移動

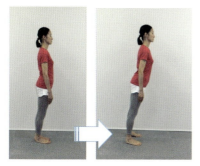
つま先前傾（P.89）

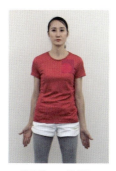
腹筋② ex.（P.71）

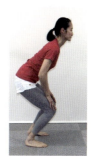
スクワット（P.80）

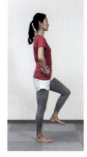
片脚立ち（P.86）

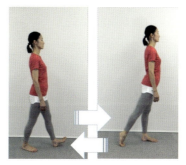
重心前方移動（P.87）

## B4 足踏み、しゃがみ込み、高速足踏み、屈曲歩き

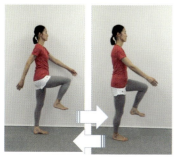
足踏み（P.90）

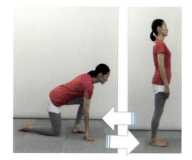
しゃがみ込み（P.85）

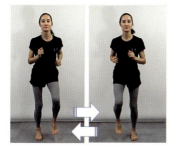
高速足踏み（P.92）

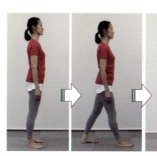
屈曲歩き（P.99）

## C1 のびのび体操、膝屈伸、天井歩き、背中反らし、背筋 ex.、Back bridge

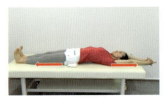
のびのび体操（P.43）

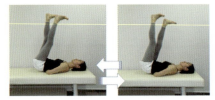
胸引き寄せ膝屈伸（P.45）

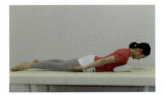
天井歩き（P.46）

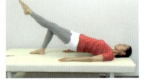
背中反らし（P.50）

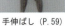
背筋 ex.（P.72）

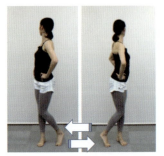
Back bridge（P.70）

## C2 手伸ばし、バンザイ体操、立位体回旋、立位体側屈、つま先前傾

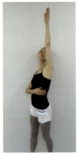
手伸ばし（P.59）

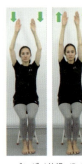
バンザイ体操（P.65）

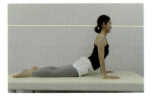
立位体回旋（P.60）

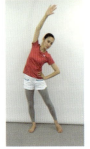
立位体側屈（P.63）

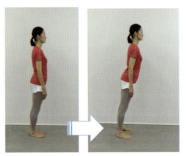
つま先前傾（P.89）

## C3 腹筋② ex.、つま先立ち、スクワット、片脚立ち、四股踏み

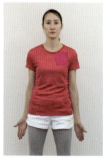
腹筋② ex.（P. 71）

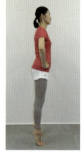
つま先立ち（P. 81）

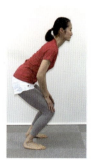
スクワット（P. 80）

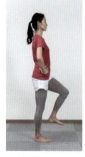
片脚立ち（P. 86）

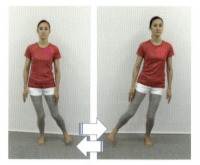
四股踏み（P. 88）

## C4 フロントランジ、足踏み、しゃがみ込み、高速足踏み、屈曲歩き

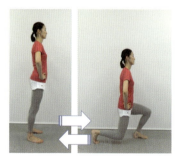
フロントランジ（P. 90）

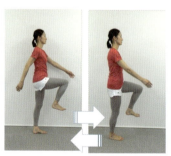
足踏み（P. 90）

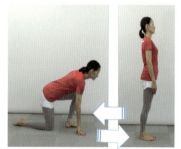
しゃが（P. 85）

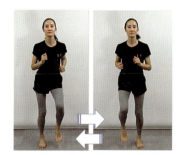
高速足踏み（P. 92）

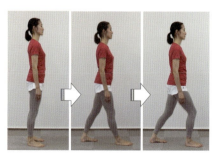
屈曲歩き（P. 99）

## ② 10-20 分プログラム

運動器リハビリ、自宅でのセルフ運動

この運動も A → B → C → D の順に強度が上がっている。対象者のレベルごとに運動を選択する。

また A、B、C、D の各運動は、A1、A2、A3、A4 というように分かれているが、これも運動を施行しやすいように肢位ごとに分類されている。

それぞれ 15 分のプログラムであり、適時休憩を入れながら順に行っていくとよい。

## LEVEL 1

### A1 のびのび体操、座位体回旋、膝屈伸、臥位腸腰筋 ex.、腹筋①

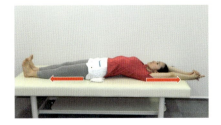

のびのび体操 (P. 43)

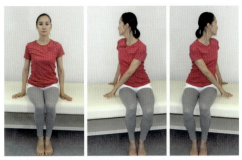

座位体回旋 (P. 61)

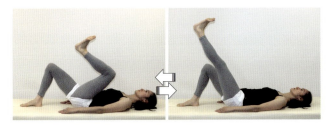

胸引き寄せ膝屈伸 (P. 45)

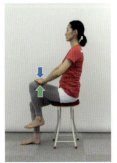

臥位腸腰筋 ex. (P. 75)

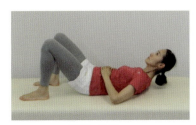

腹筋① (P. 71)

## A2 背中反り、うつ伏せ腕立て伏せ

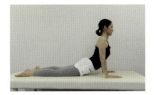
背中反らし（P.50）

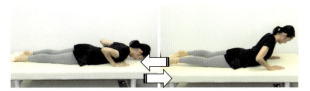
うつぶせ腕立て伏せ（P.100）

## A3 片脚立ち

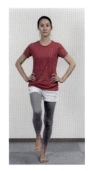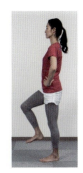
片脚立ち（P.86）

## A4 スクワット

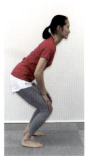
スクワット（P.80）

# LEVEL2

**B1** 頭ブリッジ、のびのび体操、座位体回旋、胸引き寄せ膝屈伸

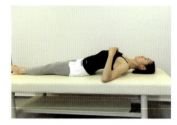

頭ブリッジ（P. 44）

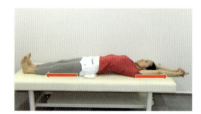

のびのび体操（P. 43）

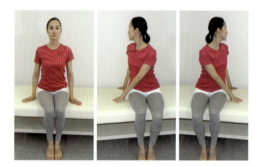

座位体回旋（P. 61）

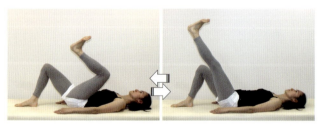

胸引き寄せ膝屈伸（P. 45）

## B2　背筋 ex.、大殿筋 ex.

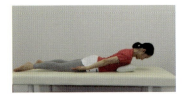
背筋 ex.（P.72）

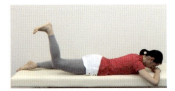
大殿筋 ex.（P.72）

## B3　片脚立ち　60 秒

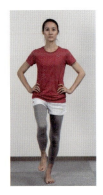
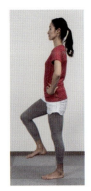
片脚立ち（P.86）

## B4　スクワット

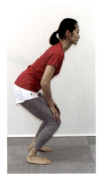
スクワット（P.80）

# LEVEL3

## C1 のびのび体操、天井歩き

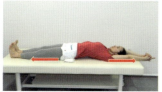
のびのび体操 (P. 43)

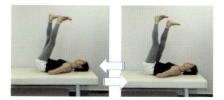
天井歩き (P. 46)

## C2 四つ這い仙腸関節運動、Hand-knee

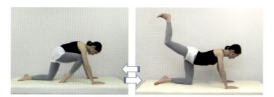
四つ這い仙腸関節運動 (P. 48)

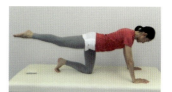
Hand-knee (P. 69)

## C3 四股踏み、重心移動

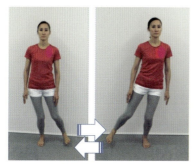
四股踏み (P. 88)

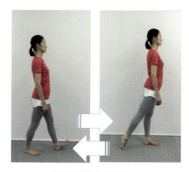
重心前方移動 (P. 87)

## C4 スクワット

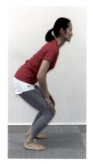
スクワット (P. 80)

# LEVEL4

### D1 のびのび体操、オーバーヘッドキック

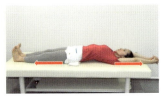
のびのび体操（P. 43）

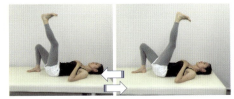
オーバーヘッドキック（P. 47）

### D2 立位体回旋、フロントランジ

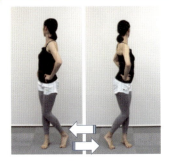
立位体回旋（P. 60）

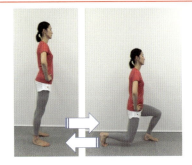
フロントランジ（P. 82）

### D3 片脚立ち上がり

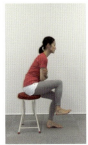
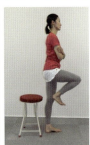
片脚立ち上がり（P. 84）

### D4 高速足踏み

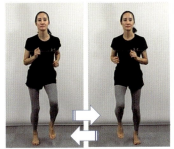
高速足踏み（P. 92）

### ③自宅での5分プログラム

自宅でする場合、転倒してけがしないようにテーブルに手をついて行う。できるだけ、食後に行うようにする。

医院では、ベッドの高さをテーブルの高さに上げて行っている。

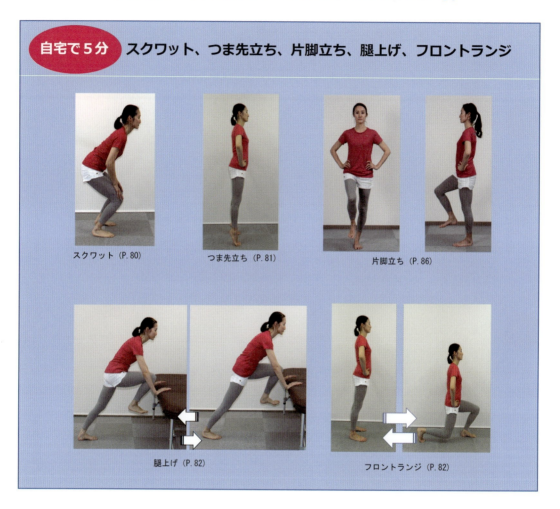

# 6章 腰痛改善運動療法

# 6章　腰痛改善運動療法

## 1．体幹の変形を伴うタイプの腰痛改善運動療法

　前述したように、高齢者の体の特徴として、特に体幹が固くなる。このために、姿勢が変形し、腰痛を発生しやすくなる。実際に、多くの高齢者が腰痛を有している。こうしたことからまずは体幹が固くなっているタイプの腰痛症の運動療法を説明していく。このタイプでは、体幹を中心とした可動域および筋力のエクササイズを行うことによって、腰痛を予防および改善していく。

### 1）腰に負担の少ない動作

　腰痛のある高齢者の場合、まずは腰に負担の少ない動作を理解してもらい、その動作が実際にできるようにするところから始めるとよい。下記に紹介する4つの運動は、腰に負担は少ないが下肢と体幹の筋力や柔軟性の改善に効果がある。正しい腰の動きができていないと腰痛を引き起こしやすい。この動作を何度も繰り返し身につける。さらに、繰り返し行って、この動作を行う持久力をつける。

① 立ち座り：立ち上がり動作、下肢筋力改善（P.95）

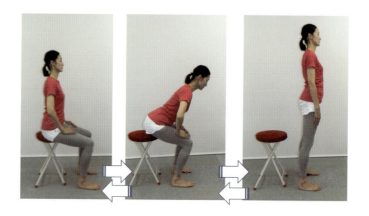

② お辞儀ハムストリングスストレッチ（前傾）：
　ハムストリングスストレッチ効果、股関節機能改善（P.58）

お尻を後に引きながら、背すじを伸ばしたまま股関節を曲げて前傾していく。
腰痛がある時は、軽く膝を曲げて行うと楽である。
お辞儀した時、体幹の重心位置がつま先を超えない。

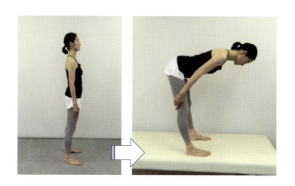

③ しゃがみこみ：腸腰筋、大腿四頭筋、前脛骨筋筋力改善（P.85）

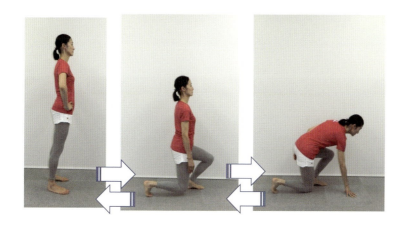

④ 座位前屈：腰椎椎間関節可動域改善（P.66）

背すじを伸ばしたまま、股関節を屈曲し前傾する。

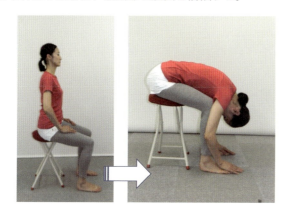

## 2）背骨・骨盤の動きを良くする動作

1）の運動が上手にできるようになったら、さらに腰を動かす運動範囲がもう少し大きい運動を行っていく。これにより、背骨・骨盤の動きを良くしていく。

① 胸引き寄せ膝屈伸：仙腸関節可動域改善（P.45）

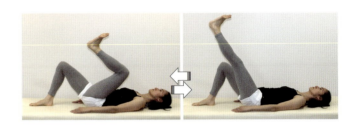

② 天井歩き：仙腸関節可動域改善（P.46）

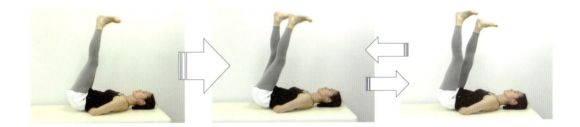

③ オーバーヘッドキック：仙腸関節可動域改善（P.47）

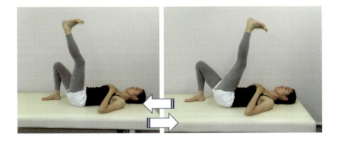

④ のびのび体操：肩甲胸郭関節、胸肋椎関節の可動域改善（P.43）

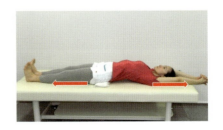

⑤ 頭ブリッジ：胸椎椎間関節伸展可動域改善（P.44）

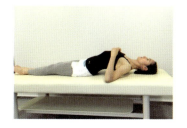

⑥ ハムストリングス柔軟体操：柔軟性改善（P.54）

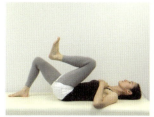 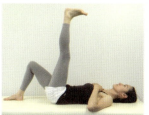

⑦ 臥位膝引き上げ：背筋の筋緊張を改善（P.56）

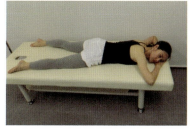 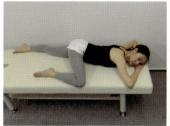 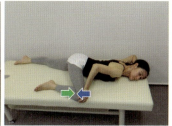

⑧ 背中反らし：椎間関節可動域改善、背中の曲がり改善（P.50）

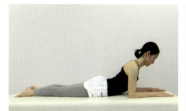 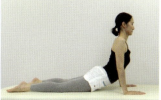 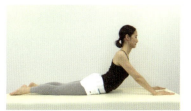

⑨ うつ伏せ股関節伸展：股関節伸展可動域改善（P.53）

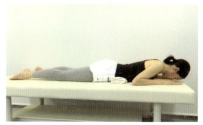 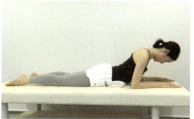

⑩ 四つ這い仙腸関節運動：仙腸関節可動域改善（P. 48）

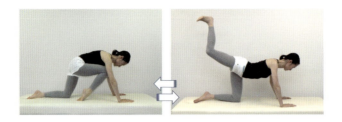

⑪ 四つ這いお尻ふり：椎間関節可動域改善

四つ這いになって、お尻を左右または前後に振る。

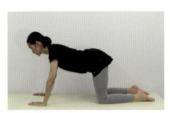

a：開始肢位

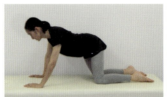

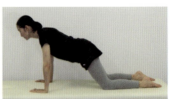

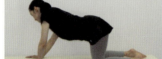

b：左右への移動

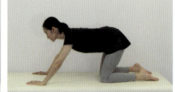

c：前後への移動

⑫ 立位体回旋：
　椎間関節可動域改善（P. 60）

⑬ 立位体側屈：
　胸郭運動改善（P. 63）

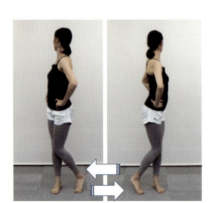

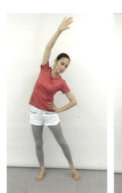

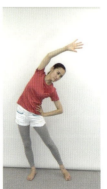

## 3）体幹の筋力トレーニング

次に体幹の筋力を鍛えていく。

① 背筋 ex.：背筋筋力改善（P.71）

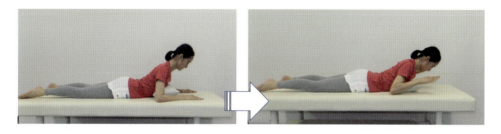

② 腹筋 ex.：腹筋筋力改善（P.70）

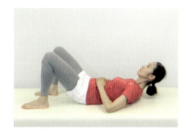 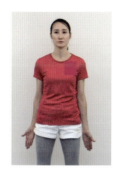

③ Back bridge：体幹筋筋力改善（P.70）

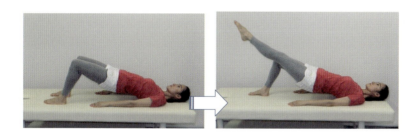

④ Hand-knee：体幹筋筋力改善（P.69）

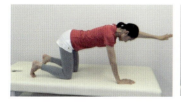 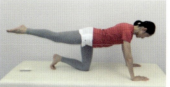 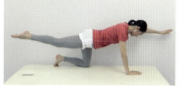

## 4）姿勢矯正 （図 6-1 図 6-3）

　腰痛の改善には、可動性や筋力も重要であるが、最終的には姿勢の改善が必要である。高齢者の姿勢も工夫次第で、改善に向かわせることも可能である。

　例えば、背中が曲がって仰臥位がとれない場合、枕や毛布、バスタオルなどを積み上げて背中に敷く。仰向きに寝ているだけでも重力で少しずつ曲がった背中が伸び、この状態で「頭ブリッジ」や「のびのび体操」をするとさらに伸びる。それに合わせて少しずつ高さを低くしていく（図 6-1，図 6-3）。

　下記に 2 例の実際の改善例を示す。

### ① 頭ブリッジによる姿勢の変化

胸椎伸展可動域改善、胸椎伸展力向上。

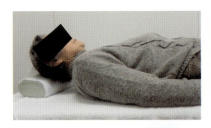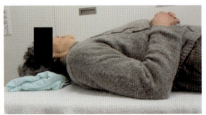

図 6-1　頭ブリッジ

**症例① 頭ブリッジによる姿勢の変化**

●80 歳代の女性

　背中が曲がっているので、バスタオルを折りたたみ、低めの枕にして、頭ブリッジを行った。

　図 6-2 は、2 分後の姿勢である。姿勢がよくなったのがわかる。しかし、毎日継続しないと、良い姿勢は維持できない。

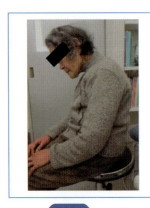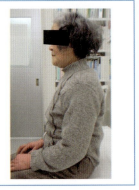

図 6-2　症例① 頭ブリッジによる姿勢の変化

## ② のびのび体操による姿勢の変化

胸椎伸展可動域改善、肋椎関節可動域改善、広背筋ストレッチ。

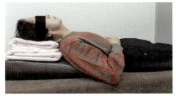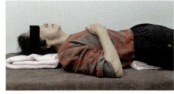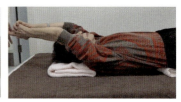

図 6-3　のびのび体操

### 症例② 脊椎後弯症の方の姿勢の変化

●長年仰臥位になったことのない高齢女性

　座り姿勢も立ち姿勢も後弯が強く、腰痛、肩こりに悩まされていた。
　枕やタオルを積んで後弯位のままで寝てもらい、重力で伸びてきたら少しずつ低くしてみた。
　頭ブリッジ、のびのび体操を交互に行い、伸びてくると背中の枕やタオルを低くしていった。
　図 6-4 は、5 分後の姿勢である。このような背中の曲がった高齢者でも、毎日続けることで効果が持続でき、姿勢改善が見込める。

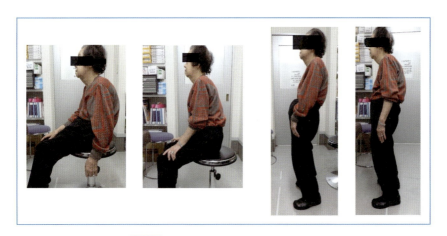

図 6-4　症例② 脊椎後弯症の方の姿勢の変化

## 2．非特異的腰痛の腰痛改善運動療法

　非特異的腰痛とは、画像や血液検査等で明らかな異常を認めない腰痛のことをいい、腰痛全体の85％を占めると言われている。高齢者だけでなく、若者も含め老若男女問わず臨床で良く見受けられるタイプの腰痛である。
　非特異的腰痛が発生する要因には下記のようなものがある。

> ・腰が冷えた。
> ・筋力（体力）不相応の運動や仕事をした。
> ・体幹の関節がこわばって固い。
> ・姿勢が悪い。
> ・腰のメンテナンスが下手である。
> ・腰に負担のかかる動きをしている（座っている時間が長い、体の使い方が下手、腰に悪い動き等）。

　画像や血液検査等で明らかな異常を認めない非特異的腰痛は以上のようなことが要因で発症し、重大な疾病が隠れているわけではない。検査で異常が見つかっても、その異常が現在の痛みの原因か否か検証しなければならない。なぜなら、MRIで椎間板の膨隆があっても無症状の人はたくさんいるからである。"画像の異常＝腰痛の原因"ではなく、画像で異常を指摘された患者の中にも非特異的腰痛患者が含まれている。

**　よって療法士は、体幹の関節の動き、筋力、姿勢、日常生活動作を評価し、対処方法を検討しなければならい。**

# 1）痛みの部位から予測される腰痛

検査で原因を明確にできない非特異的腰痛であっても、痛みを生じている部位は同定できる。

### ① 椎間板性腰痛

多くは急性腰痛である。体動で痛みが強くなり、じっとしていると楽で、前屈すると痛みを訴えることが多い。

立位より座っている方が痛い、朝起きたら痛くなっていたという訴えがある。
腰椎屈曲を強制して痛みが誘発されるか否かを評価する。
急性腰痛に対しては、一時的に骨盤から胸部までをコルセットで固定し、脊椎を一本の棒のように動くように指導すると楽になる。

### ② 仙腸関節性腰痛

朝起きた時、同一姿勢からの動き出しが痛いが、動き出すと楽になる。前屈すると痛みを訴えることが多い。

オーバーヘッドキックの際、腸骨がスムースに動いているか否かを評価する。
仙腸関節のこわばり（可動域制限）を改善する運動をすると痛みが楽になることが多い。

### ③ 椎間関節性腰痛

体動によって痛みが強くなり、じっとしていると楽になる。後屈すると痛みを訴えることが多い。Bonnet test ※（腰椎の回旋）を行い、痛み無く腰椎が回旋できているか否かを評価する。

椎間関節のこわばり（可動域制限）を改善する運動をすると痛みが楽になることが多い。

### ④ 筋膜性腰痛（腰の筋肉痛）

朝より夕方や、負担をかけた用事をした後につらくなる。筋緊張を緩めると楽になる。

円背腰曲がりがある場合は、背中を伸ばす運動をすると痛みが楽になることが多い。

> ※ Bonnet test（腰椎の回旋）について
>
> Bonnet test を行うと、股関節を内転・内旋することになり梨状筋部で坐骨神経が絞扼され、梨状筋症候群の検査として有名である．このため、この動きは腰椎の回旋を促す．
> 腰椎椎間関節の可動域制限があると Bonnet test で腰椎椎間関節の痛みが誘発される．
>
> 当院では、Bonnet test を梨状筋症候群の検査と腰椎椎間関節由来の痛みの検査と、2つの検査方法として利用している．

## 2）認知行動療法の応用

　非特異的腰痛では検査上の異常を認めないため、長く腰痛に悩む患者は複数の病院で検査しても大したことがないと言われてますます不安になる。このような状況に陥った腰痛患者に有効なのが認知行動療法である。認知行動療法は以下の4つの過程が重要となる。

### ① 認知のひずみ分析

　痛み行動や悪化要因となる思考、想像、価値観を分析する。認知のひずみの例として下記の様なものが挙げられる。
　「痛いときは安静にしている方がよい」「業務が痛みを引き起こす」

### ② 身体機能（行動のひずみ）の分析

　痛み行動、問題行動、ADL制限につながる身体機能を検査する。行動のひずみの分析例として下記の様なものが挙げられる。「痛みを引き起こし悪化させる動き、こわばった関節、不十分な筋力が原因で腰を悪化させている、悪くしている。」
　「間違った使い方、不適切なメンテナンスで痛みを誘発しているをしている本人が悪い。」

### ③ 認知の修正

　本当に何が問題か知り、思考を変える。認知の修正の例として下記の様なものが挙げられる。
　「腰のメンテナンスをしていないから腰痛になっているのであって、腰にとても悪い病気があるわけでない。」

### ④ 行動の修正と再学習

　よい考え方、行動を身につける。行動の修正の例として下記の様なものが挙げられる。
　「痛みを怖がらずに今の状況でもできることがある。それを自然体で行う。」
　「痛みを怖がらずに腰によい動きをマスターして、適切な腰のメンテナンスをする。」

①から④の順に患者の考え方を修正し、行動を変えて腰痛を治していく。詳細については成書を参照されたい。

## 3）非特異的腰痛で腰痛に困っている患者の例

下記に非特異的腰痛で困っている患者のプログラムの例を示す。

腰1→腰2→腰3→腰4の順に行うと効果が出やすい。非特異的腰痛は、安静より腰の可動性と筋力を改善することが大切である。これを踏まえ、対象者のレベルごとに運動を選択する。また各運動は、肢位ごとに実施しやすいよう分類されている。

それぞれ15分のプログラムであり、適時休憩を入れながら順に行っていくとよい。

### 腰1　膝屈伸、天井歩き、オーバーヘッドキック、のびのび体操、頭ブリッジ、ハムストリングス柔軟体操

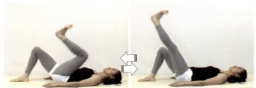

胸引き寄せ膝屈伸（P.45）

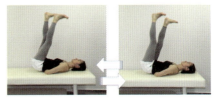

天井歩き（P.46）

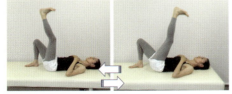

オーバーヘッドキック（P.47）

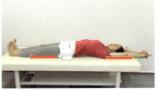

のびのび体操（P.43）

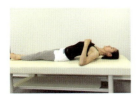

頭ブリッジ（P.44）

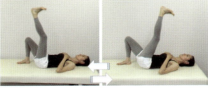

ハムストリングス柔軟運動（P.54）

### 腰2　臥位体回旋、うつ伏せ股関節伸展、背中反らし、大殿筋 ex.

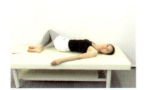

臥位体回旋（P.51）

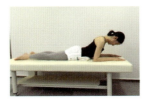

うつ伏せ股関節伸展（P.53）

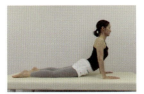

背中反らし（P.50）

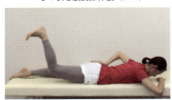

大殿筋 ex.（P.72）

## 6章 腰痛改善運動療法

### 腰3 背筋 ex.、Hand-knee、Back bridge、座位体回旋、座位前屈、スクワット

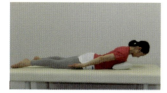
背筋 ex. (P.71)

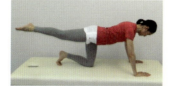
Hand-knee (P.69)

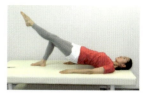
Back bridge (P.70)

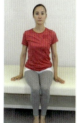
座位体回旋 (P.61)

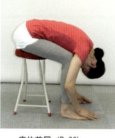
座位前屈 (P.66)

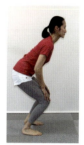
スクワット (P.80)

### 腰4 腹筋② ex.、立位体回旋、立位体側屈、前傾、しゃがみ込み、足踏み、屈曲歩き

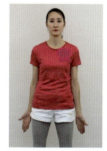
腹筋② ex. (P.71)

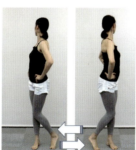
立位体回旋 (P.60)

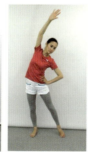
立位体側屈 (P.63)

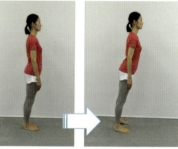
つま先前傾 (P.89)

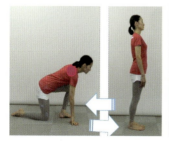
しゃがみ込み (P.95)

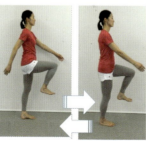
足踏み (P.90)

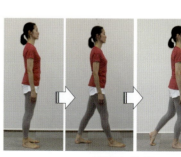
屈曲歩き (P.99)

# 7章 膝痛改善運動療法

# 7章 膝痛改善運動療法

　変形性膝関節症の痛みの原因は、軟骨のすり減りだけではない。画像上変形があっても痛みが生じない人は多くみられる。痛みの原因は様々であるが、関節炎の併発、関節のこわばりを含む関節機能障害、関節周囲の筋腱痛などが挙げられる。
　ここで、変形性膝関節症による関節機能障害、周囲の筋腱痛を解消するための運動療法を紹介する。

## 1．下肢の運動
### 1）下肢を鍛える運動

　まずは、下肢の筋力を改善する運動を紹介する。膝に比較的負担のかからない運動なので、無理なくできると思われる。ただし痛みがある運動は避けるようにする。

① スクワット（P.80）

・膝がつま先より前に出ると膝にかかる負荷が増加し痛むので、治療者は膝に手を当てこれ以上前に出さないで下さいと言って行って頂く。

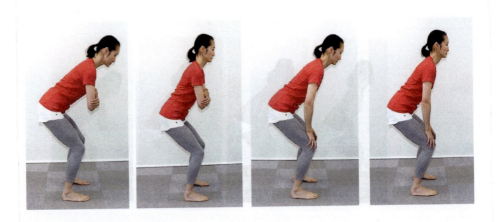

② ボールはさみ（P.83）

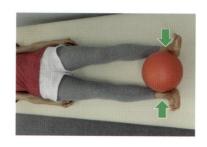

③ つま先立ち（P.81）

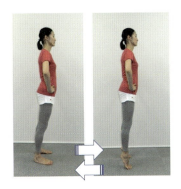

④ 踵歩き（P.83）

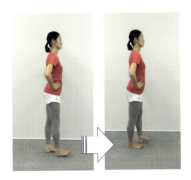

⑤ 膝伸展（P.84）

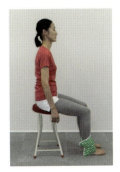
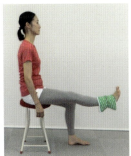

## 2) 下肢の柔軟体操

膝への負担を減らすためには、筋力だけではなく柔軟性も重要である。特に変形性膝関節症に有効な柔軟体操を下記に示す。

### ① ハムストリングス柔軟運動 (P.54)

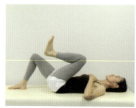
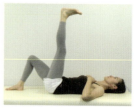

### ② 大腿内転筋ストレッチ (P.68)

両足を大きく広げ、片脚の膝を曲げて対側の大腿内転筋（大腿内側の筋肉）をストレッチする。

膝蓋骨は前方に向けて行い。続いて膝蓋骨をやや上方に向けて行う。（ストレッチできる筋肉が変わる）

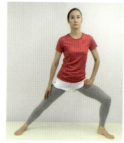
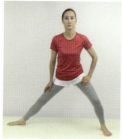

### ③ 踵押し (P.56)

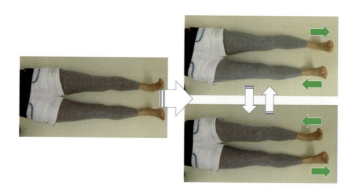

## ④ 座位体回旋（P.61）

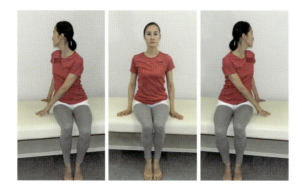

## ⑤ 膝裏ほぐし（図 7-1）

仰向けで膝を立てる。

つま先を上げ、3つ声を出して数え、力を抜いて休憩を繰り返す。

●ポイント

・相反抑制で腓腹筋が緩み、膝窩部の筋付着部の痛みが軽減する。膝裏の筋肉痛に効果がある。

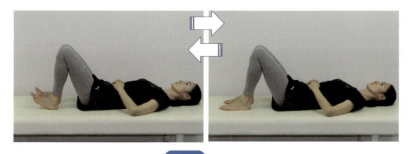

図 7-1　膝裏ほぐし

## ⑥ 大腿外側ストレッチ（図 7-2）

背臥位で反対側の脚を持ち上げて、伸ばす脚を内転させ、大腿外側を伸長する。
その後、反対側の足を上に重ね、反対側の足を使ってさらに下の脚を内転させて静止する。

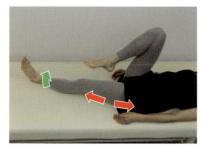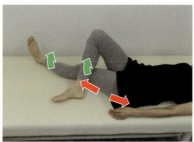

図 7-2　大腿外側ストレッチ

## 3）O脚体操

### ① 背臥位でのO脚体操

背臥位で両膝を立てた肢位から伸ばす側の脚を内側に倒す（図7-3a）。さらに、伸ばす側の膝を下方に（末梢方向）に引っ張る感じで骨盤から大腿外側をストレッチする（図7-3b）。このとき、腸骨も引き下げるよう指示する。

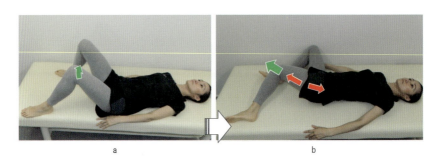

図7-3　背臥位でのO脚体操

### ② 立位でのO脚体操

立位で膝を曲げて両膝の内側をくっつける（図7-4a）。

この状態で、両膝の内側を離さないように維持しながら、骨盤位置を前方に移動させることによって曲がった膝を伸ばしていく（図7-4b）。この時、骨盤後方の仙腸関節にストレッチ感が生じる。

●ポイント
・O脚で両膝がつかない人でも少し膝を曲げると膝をつけることができる。

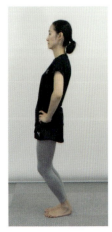 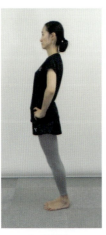 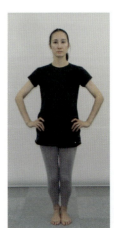 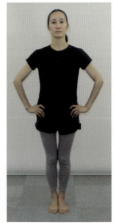

a：膝屈曲　　b：膝伸展　　　　　a：膝屈曲　　b：膝伸展
　　　矢状面　　　　　　　　　　　　前額面

図7-4　立位でのO脚体操

## 4）下肢（膝）の機能を高める運動

　筋力と柔軟性に加え、下肢の機能（使い方）を高めるための運動も下記に紹介する。

### ① 下肢挙上足首屈伸（下肢のむくみ改善）（図 7-5）

　背臥位で両下肢を挙上し、ゆっくり足首を屈伸する。
　下肢を持ち上げることが難しいときは手で支える。
　それでも難しいときは、下肢を壁で支える。
　できれば 5 分続けて行うが、できない時は休みながら行う。
●ポイント
・足指の先までしっかり曲げきり伸ばしきると効果が倍増する。
・足首を背屈するときに膝が伸び、底屈するとき膝を少し曲げると、膝周囲のむくみも改善する。

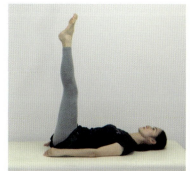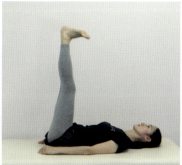

図 7-5　下肢挙上足首屈伸（下肢のむくみ改善）

### ② 下肢（膝・股）屈伸（P.49）

　股関節、膝関節可動域改善効果、同時に動かすことでしゃがみこみ動作しやすくなる。

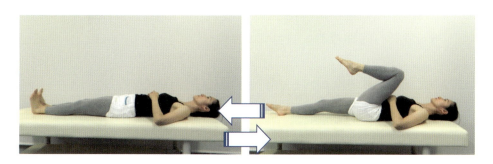

③ 重心前方移動：動的バランス訓練（P.87）

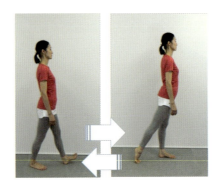

④ 足踏み（P.90）

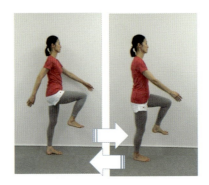

⑤ 高速足踏み（P.92）

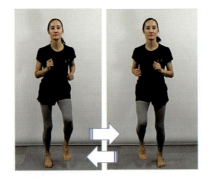

⑥ 歩行（屈曲歩き）（P.99）

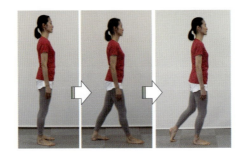

## ⑦ 踏み台昇降(P.91)

10cm、20cm、30cm の踏み台を上り下りする。
5分以上できるペースで行う。
●ポイント
・つま先と膝の向きが一致しているか確認する。
・台を上る時、下りる時に、膝が動揺していないかを確認する。
　階段昇降で膝痛を訴える場合、治療者が両手で痛む膝を挟んで動揺しないようにすると痛みが軽減する。
・台を下りる時、下の足が接地するまで、上に残っている脚の力が入っているかを確認する。
　上に残っている脚で最後まで踏ん張れない場合、重力で落下するため膝に衝撃が強くなり疼痛を生じるようになる。

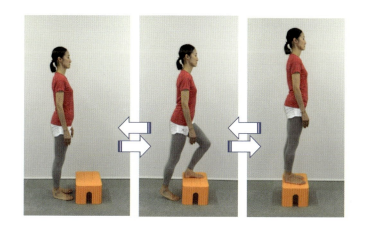

## ⑧ 腿上げ(P.82)

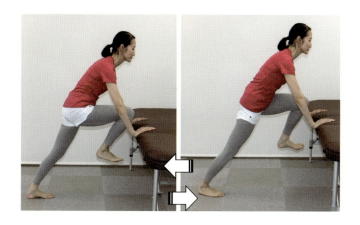

## 2. 体幹の運動

### 1) 背中を伸ばす体操

体幹が曲がると、図7-6のようにバランスをとるために、膝が曲がり負担がかかる。ここに紹介する運動や、背中を伸ばす体操も膝痛には有効である。

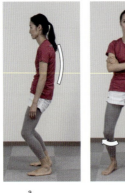
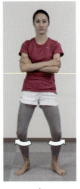

図7-6 体幹が曲がる膝への影響

a：背中が曲がると、膝も股関節も曲がりやすくなる．
b：さらにO脚も助長する．

① ハーフロール（P.55）

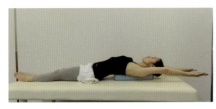
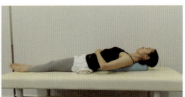

② 頭ブリッジ（P.44）

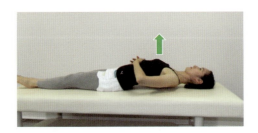

## 2) 体幹を鍛える運動：体幹が不安定では下肢はしっかりできない

① 座位前後屈（P.74）

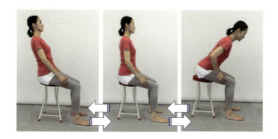

② 中殿筋 ex.（P.79）

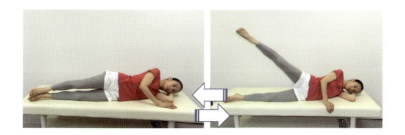

③ Back bridge（P.70）

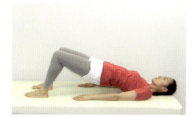
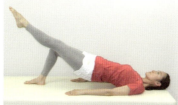

④ Hand-knee（P.69）

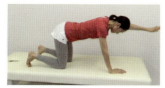
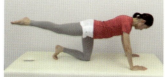
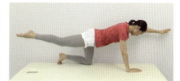

⑤ 大殿筋 ex.（P.73）

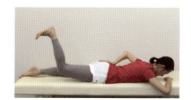

7章 膝痛改善運動療法

## 3．膝痛に困っている人のプログラム

　まとめとして、膝痛に困っている人が自宅できるプログラムを下記に記載しておく。

　膝1、膝2、膝3、膝4、簡単メニューというように分かれているが、これが運動を施行しやすいように肢位ごとに分類されている。

　それぞれ15分程度のプログラムであり、適時休憩を入れながら順に行っていくとよい。

**膝1**　下肢屈伸、ハムストリングス柔軟体操、O脚体操①、膝裏ほぐし、挙上足首屈伸

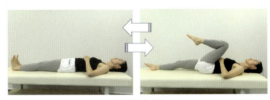

下肢屈伸（P.49）

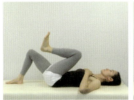 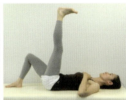

ハムストリングス柔軟体操（P.54）

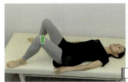 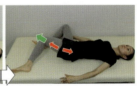

O脚体操①（P.132）

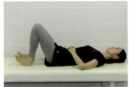 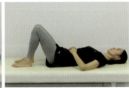

膝裏ほぐし（P.131）

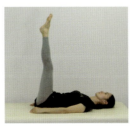 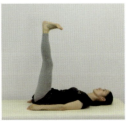

挙上足首屈伸（P.133）

3. 膝痛に困っている人のプログラム

## 膝2 頭ブリッジ、バックブリッジ、中殿筋 ex.、背筋 ex.、大殿筋 ex.

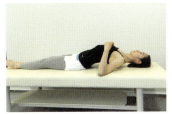
頭ブリッジ（P.44）

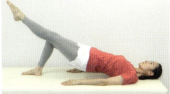
Back bridge（P.70）

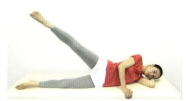
中殿筋 ex.（P.79）

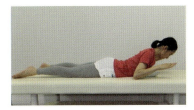
背筋 ex.（P.71）

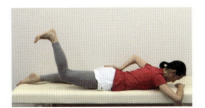
大殿筋 ex.（P.72）

## 膝3 椅子スクワット、ボールはさみ、膝伸展（重り）、つま先立ち

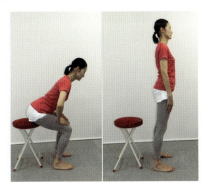
椅子スクワット（P.80）

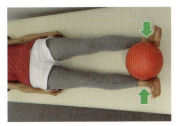
ボールはさみ（P.83）

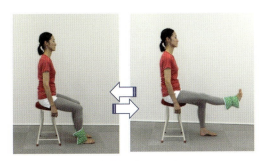
膝伸展（重り）（P.84）

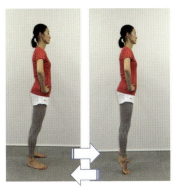
つま先立ち（P.81）

## 膝 4 重心前方移動、踏み台昇降、足踏み、屈曲歩き

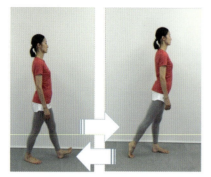
重心前方移動 (P.87)

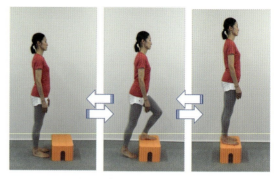
踏み台昇降 (P.91)

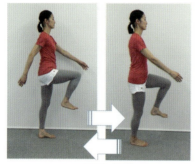
足踏み (P.90)

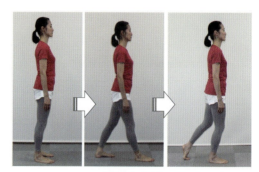
屈曲歩き (P.99)

### 簡単メニュー 腿上げ、つま先立ち、スクワット

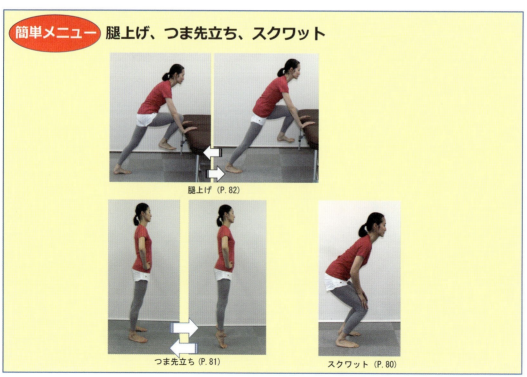
腿上げ (P.82)
つま先立ち (P.81)
スクワット (P.80)

# 8章 肩こり改善運動療法

# 8章　肩こり改善運動療法

　肩こりは、肩甲骨・頚部周辺、胸椎の柔軟性が低下することと、頚肩部筋の過伸長、頚椎・胸椎のアライメント不良と強く関連している。高齢者では、これらの部位の柔軟性もアライメント不良も生じる。このため、この章では肩甲骨・頚部周辺の柔軟性を改善する運動と、頚椎・胸椎のアライメントを改善するための運動を抜粋して紹介する。

## ① バンザイ体操（P.65）

　腕を挙上し、肩甲骨を上げる。引き続き、肩甲骨の挙上・下制を繰り返す。
　できるなら、腕を挙上した状態で肩甲骨の回転、前後運動、左右側屈を行う。

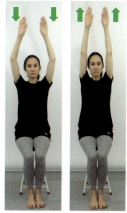
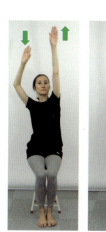
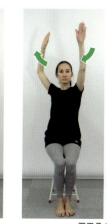
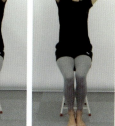

a：肩甲骨の挙上下制　　　　b：肩甲骨の側屈　　　　c：肩甲骨の回転

## ② 肩甲骨引き寄せ（P.64）

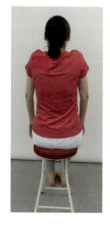
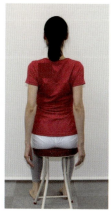
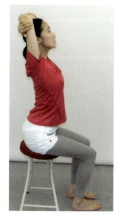

## ③ 胸椎屈伸（P.66）

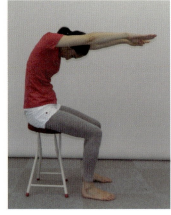
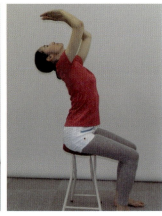

## ④ 肩甲骨回し（図8-1）

親指を前にして、手を腰に当て、背すじを伸ばす。
肩甲骨を上げて（肩をすくめる）、胸を広げ、肩甲骨を内に寄せ、元に戻す。
これを繰り返す。

●ポイント
・時計回りと、反時計回りをする。
・肘を動かそうとせず、肩甲骨を意識して動かすこと。

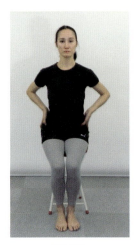
a：開始肢位

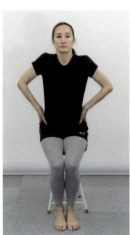
b：肩甲骨を上げる

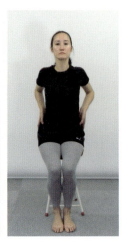
c：肩甲骨を内転させる

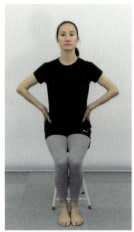
d：元に戻す

図8-1 肩甲骨回し

## 8章 肩こり改善運動療法

### ⑤ Hands push（図 8-2）

頭の上で両手を合わせ、押し合う。

肩から胸を引き上げる筋肉のトレーニングで、バストアップにも有効である。

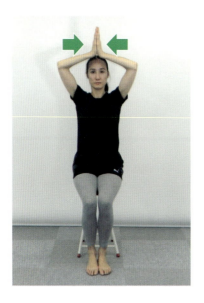

図 8-2 Hands push

### ⑥ のびのび体操（P. 43）

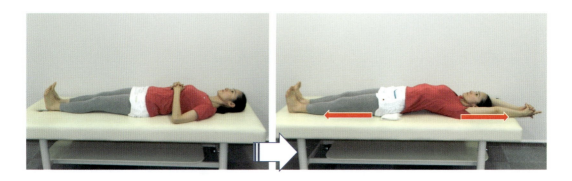

### ⑦ ハーフロール（P. 55）

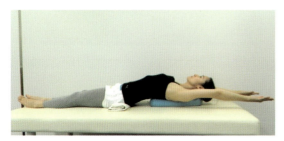
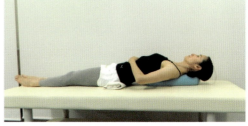

## ⑧ 肘脇ストレッチ（図 8-3）

　ストレッチする側の手指を頭部の後ろから背骨に当てる ( 図 8-3a)。

　息を吐きながら、反対の手で肘を押して指先の位置を下方に移動させて脇肘を
ストレッチする ( 図 8-3b)。

　肘の位置は、後頭部の後ろが望ましい。

　胸を張り、視線は斜め上にして、広背筋を伸ばす ( 図 8-3c)。

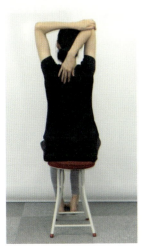
a

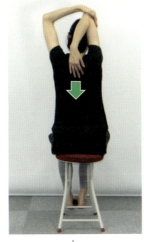
b

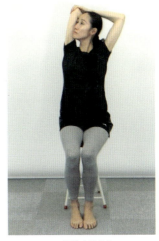
c：視線は斜め上

図 8-3　肘脇ストレッチ

## ⑨ 背筋 ex.（P.71）

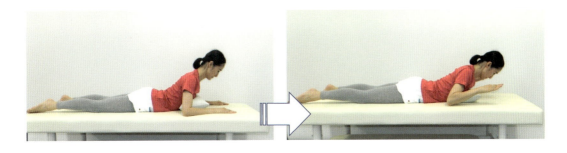

## ⑩ パタパタ羽ばたき運動（図 8-4）

　肘を伸ばして腕を後ろに引く。
　肩甲骨を内側に引き寄せて緩めてを繰り返し、羽ばたくように腕をパタパタ動かす。

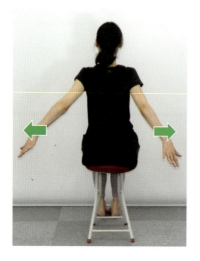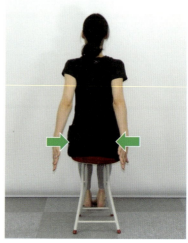

図 8-4　パタパタ羽ばたき運動

# 9章 整膚

# 9章　整膚

## 1．整膚とは

　整膚は、皮膚を整えることで健康維持と病気の改善に役立つ新しい治療術※である。整膚の基本手法は、「**ひっぱる**」、「**皮膚をずらす**」、「**皮膚を動きやすくする**」である。

　動かない高齢者の脚はむくんでいることが多い。むくむと身体を動かすのがだるくなる。整膚すると、むくみが驚くほど解消し、症状も楽になる。整膚は上達すると効果が上がるが、見よう見まねでしてもそこそこ効果がある。

　在宅などで整膚を施行してから運動を始めると、スムースに進めやすい。

※古代中国の医学書「素問」の「病気は皮膚に現れる」という早期予防思想と、スポーツ選手の臨床経験から発見されたメカニズム．1992年、徐賢氏により、皮膚を引っ張ることによって皮膚にある経絡と感覚受容器に刺激を与え、健康と美と癒しに効果的である理論と技術（整膚学）が確立された．

## 2．整膚の効果

　以下に、整膚の効果について簡潔にまとめておくので、参照されたい。

- 皮膚を引っ張ると皮下のリンパ管が開き、細胞外液が流れ込んでむくみを改善する。
- 皮膚を引っ張ると筋膜をストレッチできるので、筋緊張が改善する。
- 皮膚を引っ張ると、皮膚の動きが良くなり、関節を動かしやすくなる（皮膚運動学）。
- 皮膚をほどよく刺激すると自律神経のバランスが良くなる（体性自律神経反射）。
- 揉むマッサージや押す指圧と異なり、痛みがなく、揉み返しも生じない。
- いわゆる肩こり、筋緊張性頭痛、筋筋膜性腰痛、脚のむくみ、だるさ、冷え性等に効果がある。

## 3．整膚の施行方法

　整膚を施行する際の具体的な方法を下記に示す。

　適切に行うことが出来ると、どの部位を施行しても患者から「気持ちよいです」と言われるはずである。

① 指で輪を作り、"つねる"のではなく、"つまむ"のが望ましい（図 9-1）。
② 皮膚の厚みに合わせて指を開く。皮膚の厚み、皮下脂肪の厚みを把握する。
③ 開いた指を寄せる時、強く寄せない。皮膚を寄せられる最低限の強さで行う。
④ 肩、肘、手首の力を抜いて、リズミカルに施術する。
⑤ ゆっくり引っ張り皮膚を持ち上げたら、抵抗を感じた所で止め、ゆっくり皮膚を置くように戻す。
⑥ 皮膚が硬くて、引っ張れない時は、皮膚を寄せるだけにする。
　つまんで引っ張れない時は無理しないで、軽く寄せて振動する。
⑦ 皮膚の硬さや部位によって、指の使い方が異なるが、自分にとってやりやすい方法を選ぶ。
　皮膚の厚み、整膚する範囲を考慮し、2指、3指、4指、両手指などを使い分ける。

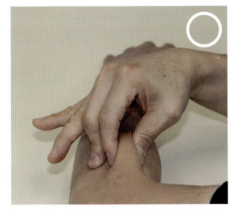 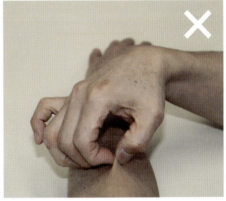

図 9-1　整膚のコツ

指で輪を作り、"つねる"のではなく、"つまむ"のが望ましい．皮膚の厚みに合わせて指を開く．皮膚の厚み、皮下脂肪の厚みを把握する．

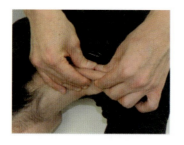
a：肩甲骨上部

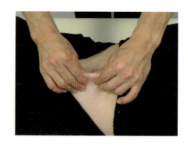
b：腰背部

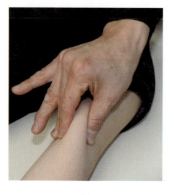
c：上腕部

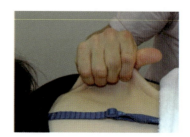
d：胸背部

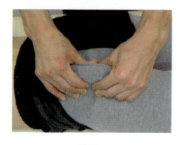
e：殿部

図 9-2　整膚の実際

# 10章 介護予防運動を行うに際しての留

## 10章　介護予防運動を行う際の留意点

### 1．要支援・要支援前の段階のリハビリを効果的にするコツ

　介護予防運動で成果を出すために一番大切なことは、やろうという意欲と周囲からの声援である。このことを踏まえ、以下に要支援・要支援前の段階（状態）の高齢者のリハビリを効果的にするコツをまとめる。

### 1）運動することに対する不安をとる

　"歳をとったら、運動は良くない"という考えは、間違いであると分かってもらう必要がある。確かに運動のやりすぎは、体を疲れさせるが、体を動かなさすぎることも体をだるく、疲れさせる。歳をとると、動き過ぎより動かなさすぎることの問題の方が多いことを理解してもらう。
　まずは、その人に合った適度な運動をすることが大切で、さほど苦しくない、不安を感じない運動から始める。
**"楽な運動は、運動能力向上に効果が少ない"ということをしっかり説明する。**

### 2）運動の必要性、有効性を知ってもらう

　歳をとってもよく体を動かしている人は、いくつになっても生活活動能力を高い水準に維持している。逆に老化に運動不足が加わると、生活活動能力がさらに低下する。加齢と共に日常における運動量が減少し、それにより体の活力の低下や筋肉の衰えをきたす。さらに、日常生活を送ることに自信がなくなり、運動不足による健康状態の悪化がさらに進み、ますます老け込んでいくという悪循環になる。
　生活活動能力を保持するためには特に運動が大切で、歳をとってからでも運動することで元気になる。また、高齢者は自立した生活を取り戻せる可能性があることを信じ、意欲を持って運動を行ってもらう。

### 3）自信を取り戻させる

　潜在能力を見抜き、できることを認識させる。できるのにできないと思っている動きをサポートしながら運動を行ってもらい、運動ができたら、**ほめる、おだてる、その気にさせる**。
　そして、日常生活動作を改善させて効果を実感してもらい、自信を取り戻してもらう。

## 4）継続する

運動は、続けているとできるが、一度やめてしまうとできなくなってしまう。続けることで運動の効果が高まり、1つ上のレベルに達することができる。そして、適度な運動を続けている人は、いつまでも元気であると認識してもらう。

運動を継続してもらう状況を作り出す作戦がポイントである。

## 2．安全対策および事故防止

### 1）運動前のチェックによる危険な人の選別

医学的に運動禁忌の人には、当然運動を行わない。絶対安静の人は、入院している。家庭で生活している人は、日常生活の中でそれなりに運動している。その生活活動範囲内で、日頃していない動きをすることは可能で、それだけでプラスになる。

#### ① メディカルチェック

運動前には、下記のメディカルチェックを行う。
●ポイント
　血圧：安静時の血圧を知る
　心拍数：平静時の心拍数を知る
　呼吸数：平静時の呼吸数を知る
　体温：平熱を確認しておく

#### ② 運動強度

個人の能力と耐久性に合わせ、運動強度を決定していく。身体活動の運動強度は、一般に「METs」が指標となる。次頁に METs の値を掲載するので参照されたい（表 9-1）。

表 9-1　身体活動のメッツ（METs）値

| MET'S | 日常活動の内容 | 運動内容 |
|---|---|---|
| 1.0 | 静かに座って（あるいは寝転がって）テレビ、音楽鑑賞 | |
| 1.3 | 本や新聞等を読む（座位） | |
| 1.5 | 座位での会話、電話、読書、食事・運転・軽いオフィスワーク・編み物、手芸・動物の世話（座位、軽度）・入浴（座位） | |
| 1.8 | 立位（会話、電話、読書）・皿洗い・アイロンがけ | |
| 2.0 | ゆっくりした歩行（平地 非常に遅い＝53m/分未満、散歩または家の中）・料理や食材の準備（立位、座位）・洗濯・子供を抱えながら立つ・洗車、ワックスがけ・シャワーを浴びる、タオルで拭く（立位） | |
| 2.2 | 子供と遊ぶ（座位、軽度） | |
| 2.3 | 服、洗濯物の片付け・ガーデニング・動物の世話・ピアノ（座位） | ストレッチ・全身を使ったテレビゲーム（バランス運動、ヨガ） |
| 2.5 | 植物への水やり・子供の世話 | ヨガ・ビリヤード |
| 2.8 | ゆっくりした歩行（平地 非常に遅い＝53m/分）・子供、動物と遊ぶ（立位、軽度） | 座って行うラジオ体操 |
| 3.0 | 普通歩行（平地 67m/分、犬をつれて）・電動アシスト自転車に乗る・家財道具の片付け・子供の世話（立位）・台所の手伝い・大工仕事・ギター演奏（立位） | ボウリング・バレーボール・社交ダンス（ワルツ、サンバ、タンゴ）・ピラティス・太極拳 |
| 3.3 | カーペットやフロアの掃き掃除・掃除機・ベットメイク・身体の動きを伴うスポーツ観戦 | 体操（家で、軽・中等度）・ゴルフ（手引きカート使用）・釣り |
| 3.5 | 歩行（平地 75～85m/分、ほどほどの速さ、散歩など）・楽に自転車に乗る（8.9km/時）・階段を下りる・軽い荷物運び・モップがけ・庭の草むしり・子供と遊ぶ（歩く／走る、中強度）・風呂掃除（ほどほどの労力）・犬のシャンプー（立位） | |
| 3.8 | | 全身を使ったテレビゲーム（スポーツ、ダンス） |
| 4.0 | 自転車に乗る（≒16km/時未満、通勤）・階段を上る（ゆっくり）・動物と遊ぶ（歩く／走る、中強度）・屋根の雪下ろし・介護作業 | 卓球・パワーヨガ・ラジオ体操第1 |
| 4.3 | やや速歩（平地 やや早めに＝93m/分） | ゴルフ（クラブを担いで運ぶ） |
| 4.5 | | 4.5 テニス（ダブルス）・水中歩行（中等度）・ラジオ体操第2 |
| 4.8 | | 水泳（ゆっくりとした背泳ぎ） |
| 5.0 | かなり速歩（平地 速く＝107m/分） | 野球・ソフトボール・サーフィン・バレエ（モダン、ジャズ）5 |
| 5.3 | | 水泳（ゆっくりとした平泳ぎ）・スキー・アクアビクス |
| 5.5 | | バドミントン |
| 5.8 | 子供と遊ぶ（歩く／走る 活発に）・家具の移動、運搬 | |
| 6.0 | スコップで雪かき | ゆっくりとしたジョギング・ウェイトトレーニング（高強度、パワーリフティング、ボディビル）・バスケットボール・水泳（のんびり泳ぐ） |
| 7.0 | | ジョギング・サッカー・スキー・スケート |
| 7.3 | | エアロビクス・テニス（シングルス）・山を登る（約4.5～9.0kgの荷物を持って） |
| 8.0 | 重い荷物の運搬 | サイクリング（約20km/時） |
| 8.3 | 荷物を上の階へ運ぶ | ランニング（134m/分）・水泳（クロール、普通の速さ46m/分未満） |
| 8.8 | 階段を上る（速く） | |
| 9.0 | | ランニング（139m/分） |

※独立行政法人 国立健康・栄養研究所：『身体活動のメッツ（METs）表』2012年4月11日更新より

## 2）当日の体調チェックによる危険な人の選別

### ① 血圧
収縮期180以上、拡張期100以上は、持久力運動、筋トレはせず、可動域改善訓練にとどめる。

### ② 心拍数
安静時で100/分以上の人は、持久力運動、筋トレはせず可動域改善訓練にとどめる。

### ③ 呼吸数
安静時で20/分以上の人は、持久力運動、筋トレはせず、可動域改善訓練にとどめる。

### ④ 体温
平熱より0.5℃以上高い時は、持久力運動、筋トレはせず、可動域改善訓練にとどめる。

### ⑤ 問診チェック
以下のうち1つでもあれば、持久力運動、筋トレはせず、可動域改善訓練にとどめる。

| |
|---|
| 体がだるい　頭痛・胸痛がある　関節がいつもより痛む　めまい・ふらつき吐き気がする　睡眠不足である　食欲がない　下痢をしている　運動する意欲がない |

## 3）運動中の注意点

① 筋力トレーニングで力を入れる時には、息を吐く。

② 冷や汗、顔面蒼白、動悸、胸痛、ふらつきなどの症状が現れたら、すぐに中止する。

③ 転倒に留意する。

　危険性の高い人は、座位訓練で行う。やや危ない人の横に支えとなる椅子などを置き、危険性のある人の後ろで見守る。

④ 痛みを増強させる動きはしない。

●ポイント
・どう動けば痛みが増強し、どう動けば楽にできるか見極め、痛みのない動きを行う。
・痛み不安のある人は、動くと痛いと考え、動作を行う前から痛み予測をして苦悶表情になりやすい。
・痛くない動きがあることを認識してもらうことが大事だが、それを認識してもらうのには時間がかかる。

## 4）事故発生時の対処法（転倒を含む）

① 気分不良

血圧上昇：
　臥床させ、できるだけゆっくり呼吸をさせて、様子を見る。

低血糖：
　糖尿病治療中の方が、冷汗、ふらつきが出たら低血糖を疑い、砂糖や飴などすぐに血糖値が上がる糖分を摂取する。

血圧低下：
　血圧が95を下回り青ざめている場合、臥床させ両下肢を挙上させて、声掛けする。

② 転倒→意識の状態を確認

●ポイント
・股関節部痛があり、立ち上がることができず股関節内外旋で痛みが増す場合
・腰背部痛があり、背骨を握りこぶしで叩いて痛みが増す場合
・手首痛があり、手首に近い橈骨を押さえて痛みが増す場合
・肩の付け根に痛みがあり、腕が上がらず、上腕頸部付近を押さえて痛みが増す場合

　これらの場合、骨折の可能性が高いので、整形外科を受診する。

## 3．運動強度の決め方

　同じ運動をしても個人によってきつい人もいれば、楽な人もいる。各人にとって、どれくらいの運動をするのが良いのかを決める指標が運動強度である。

### 1）自覚的運動強度（簡易版）

　運動を実施する人が、運動中に体にかかる負担を自分の感覚でとらえる強度で、簡易でかつ正確な指標である。

| 楽　　やや楽　　ふつう　　ややきつい　　きつい |
| --- |

　いろいろな自覚強度があるが、高齢者にも分かりやすく簡略化したものを使っている。

### 2）心拍数

　年齢ごとの最大心拍数は下記のように計算する。

$$最大心拍数 = 201.7 - 0.583 \times 年齢$$

　例えば、80歳で130/分、70歳で161/分。
　健康づくりの運動は、最大心拍数の50～60％で行うことが望ましい。

$$（最大心拍数 - 安静時心拍数） \times 0.5～0.6 + 安静時心拍数$$
安静時心拍数75とすると、70歳で118/分(0.5)、80歳で103/分(0.5)

　現場で使いやすいのは自覚的運動強度であり、運動中に声掛けするのに適している。持久力訓練する前に、各自で心拍数を測ってもらい、運動後にもう一度測ってもらう。運動後の心拍数が目標値を超える場合は、自覚的運動強度を下げるように指示する。
　しかし経験上、自覚的運動強度を指標に声掛けをしながら運動していけば、提示した持久力訓練で設定心拍数を超えた高齢者は、ほぼ皆無である。

## 4．認知症の問題

認知症は、認知症か正常か、白黒はっきりしている病気ではない。50歳過ぎから全ての人が、少しずつ認知症に近づいていく。そして、誰もが認めるレベル（診断基準に達す）まで悪化すると、認知症と診断される。

しかし認知症の診断基準を満たさなければ正常と言えるのか？

例えば認知症に近づくと、意欲が低下し、すべきことの必要性の理解できなくなるなど正常とは言えない状態になっていく。

> 認知障害があると、"○○して、××する" という2つの指示が理解できない。

記憶があいまいになるので、漫然たる不安や混乱を常に抱えている。これが、勧められる提案を受け入れられず、非協力的になる原因となる。

認知症、MCI（軽度認知機能障害）※患者に対する関わりの原則として、快刺激、コミュニケーション、役割、ほめる、誤りなし学習が推奨されている。認知症になると意欲がなくなり、難しい指示はしてくれなくなる。「運動しましょう」と言っても、「しんどいから嫌」と拒否されるが、「立ち上がって」、「座って」と言うと、立ち上がり座ってくれる。これを5回ずつ言うと、5回スクワットしてくれることになる。その時に「すごい出来るね」とほめると喜ばれる。

歩きたくないと言う場合、「一緒についてきてもらえますか」、「待合室まで来てもらえますか」と言うと、歩いてきてくれる。一つ一つ単純な動作を依頼するとしてくれるので、そのような声かけを続けることが有効である。

※ 軽度認知機能障害（Mild Cognitive Impairment：MCI）とは、物忘れの訴えがあり、加齢に伴う記憶障害の範囲を超えた記憶障害が存在するものの、全般的な認知機能は正常に保たれ、日常生活動作も保たれている認知症とは呼べない状態をいう．

## 認知症予防運動

脳と体の運動を、同時にふたつ行うエクササイズ「**デュアルタスク（二重課題）**」が有効である。

●ポイント

心拍数 100-120/分ぐらいになる早歩き（足踏み）をしながら、
・看板を見て覚える。
・今日の献立を考え、段取りを考える。
・しりとりをする。
・100から引き算をする。
・野菜、動物、国、県の名前を言う。

## 5．高齢者にありがちな「4つの不安」

　高齢者の不安を理解する精神的な前向きさを手に入れるには、現在抱えている不安を把握し、解消していくことも必要である。「不安」は、その正体がわからないから怖いのであり、何が不安なのか、どうして不安に思っているのかを自分自身で理解し、客観的に見ることができれば不安は解消される。
　高齢者にありがちな不安は以下の4つである。

### ① 転倒不安

　加齢とともに、どうしてもある程度は身体機能が低下し、転倒しやすくなる。一度でも転倒してケガをした経験があると、その後、同じように転倒することが怖くなってしまい、歩くことに不安を感じるようになる。
　これが、「転倒不安」である。
「転んでケガをしたりすると、寝たきりになってしまうかもしれない。だから、極力1人では歩かない。」「誰かに支えてもらったり杖を突いたりせずに自力で歩くと、ふらついて転びそう。もう、歩くのが怖い。」
　転倒不安を抱えるようになると、このように歩くこと自体を避けるようになる。歩くことはすべての活動の基礎なので、歩く事を怖れると劇的に活動量が減り、寝たきりに一気に近づいてしまう。
　もう一つの問題が、家族である。家族は、転倒して骨折して歩けなくなると寝たきりになって世話をしなければならなくなるので、「無理するな」「勝手に歩くな」とまで言う。

**　家族には、「無理せずじっとしているとますます歩行が不安定になって、そのうちに歩けなくなって寝たきりになりますよ。最善策は、足腰を鍛えてしっかり歩けるようにすることですよ。」と教えてあげるとよい。**

## ② 痛み予測

人は一度強い痛みを体験すると、同じ体験をすることを避けたいと思うようになる。前回痛みを感じたのと同じ行動をするのに、ためらいを感じるようになる。

痛い時は動きたくないというのは動物の本能だが、本能に従っているだけでは健康になれない。私たちの関節や筋肉は、程よく動いていないと痛むが、高齢者が一度つらい痛みを経験してしまうと、動く前に"動くと痛みが悪化する"と予測して恐れてしまう。そして、その動きをする前に顔が歪み、不安げな表情をする。

これが、「**痛み予測**」である。「痛み予測」は、ある程度は生きるために必要なものであるが、高齢者が過剰な痛み予測を持つようになると、廃用症候群に陥る危険性が顕著に高まる。本来なら問題のない範囲の動きであっても、痛みを恐れるあまりにやらないようになり、次第に関節の可動域や筋力の上限を狭めていく。それがまた痛みを引き起こし、「痛み予測」を強化する"負のスパイラル"に陥りやすい。「痛み予測」が過剰になり、痛みへの恐怖に捕らわれるようになると、"痛み"とは言えないようなほんのわずかな刺激でも、「痛い」と口走るようになる。

## ③ 老化不安

加齢とともに、私たちの身体の活力がある程度低下していくのは避けられない。筋肉は衰えるし、関節の可動域も次第に狭まっていく。心理的にも柔軟性を失い、消極的になりがちで、「私も老けたな…」と自覚することが多くなる。

人間に限らず、生きとし生けるものはみな若返ることができず、いつかは死を迎える以上、こうした状態が劇的に好転する可能性はない。然るにこうした状況が重なり、先々のことに漠然とした不安を感じるようになると、高齢者の方は日常の振る舞いや言動に自信をなくしてしまう。

これが、「**老化不安**」である。

自分の言動に自信を持てないようになると、精神的にもどんどん消極的になっていき、ますます活動量が減り、運動不足から廃用症候群を引き起こしやすくなる。

我々はみな、老いていつかは死んでいく生き物であるのに、この不安への対応はなかなかに難しいもので、考え方を変えるしかない。人間は誰でも、歳をとればとるほどに、心や体にある程度の衰えが来る。それが老化現象である。そうした人間としての運命を受け入れて、「不安におびえて自室に閉じこもっていても、なんの解決にならない。

**むしろ、「残された日々を不幸にするだけだ」と気付き、「残された日々を精一杯生きよう」と決意することが大切である。**

### ④ うつ状態

　生活機能が低下した高齢者は、健康なときの自分の姿と、すべてが思うに任せない現在の状況をつい比較してしまう。老化を「定め」として受け入れられればよいが、現実を受け入れられずに不安や怒りや悲しみを心に貯めこんでしまうと、しだいに悲観的になる。歳をとり、若かった時と違い健康面で色々問題が生じると、当然不安に駆られる。不安になりやすい考え方をされる方ほどますます不安を募らせ不安になる。これが、「うつ状態」である。

　不安になりやすいのは性格ではなく、考え方の癖でもある。例えば腰痛が出現した時、「腰痛になったから整形外科に行って早く治してもらおう」と考えた場合、そこには嫌とか、恐いとか、逃げ出したいという負の感情は一切ない。

　痛みに嫌とか、恐いとか逃げ出したいという負の感情が合わさった時、痛みは増強し、自己治癒力が低下し治りが遅くなる。「不安になると自己治癒力が低下して治りが遅くなりますよ。いたずらに不安をあおるような考え方をせず、できることを粛々と自然体で行って下さい。」と患者さんに説明するようにしているが、理解して行動が変わるようになるには時間がかかるようである。

## 最後に

　体力を維持する適切な運動は、介護予防だけでなく認知症予防、生活習慣病予防、快眠などにも有効であることが知られている。高齢者が、人の世話にならず自立して生活するだけで社会貢献であり、介護予防は、これからの日本のみならず世界にとっても大事である。療法士は、それを支える職種として特に重要であり、高齢化社会の中で大きな役割があることを知っておいて頂きたい。

　私は、ケアマネージャーや家族から、「こんな病気を抱えているのに動いてもいいのですか」とよく質問される。このような場合、次のように答えている。

**「いくつになっても、介護度が何であっても、どんな疾患を抱えていようが、その人に相応しい適切な介護予防運動をすれば、元気に動ける体になる」と。**

## 寝たきりをつくらない介護予防運動 ～ 理論と実際 ～

2017年12月22日　第1版第1刷発行

- ■ 筆者　　　　　宮田重樹
- ■ ディレクター　関原宏昭
- ■ 発行者　　　　園部俊晴
- ■ 発行所　　　　株式会社　運動と医学の出版社
  　　　　　　　　〒216-0033　川崎市宮前区宮崎2-7-51
  　　　　　　　　　　　　　　リーセントパレス宮崎203
  　　　　　　　　ホームページ　http://motion-medical.co.jp
- ■ 印刷所　　　　シナノ書籍印刷 株式会社

ISBN 978-4-904862-29-2　C3047

©motion-medical,2017.Printed in Japan

● 本書に掲載された著作物の複写、複製、転載、翻訳、データーベースへの取り込み及び送信（送信可能権含む・上映・譲渡に関する許諾権は、㈱運動と医学の出版社が保有します。

● JCOPY ＜出版者著作権管理機構 委託出版物＞本書の無断複製は著作権法上での例外を除き禁じられています。
複製される場合は、そのつど事前に、出版者著作権管理機構（電話03-3513-6969、FAX 03-3513-6979、e-mail: info@jcopy.or.jp）の許可